肠道是我们的第二大脑 ● "活跃" 的肠动力才是不衰老的秘诀

肠道保养书

王化虹教授◎著

北京卫视《养生堂》嘉宾

北京大学第一医院消化内科

IC 吉林科学技术出版社

图书在版编目（CIP）数据

肠道保养书 / 王化虹著． — 长春：吉林科学技术出版社，2014.6
ISBN 978-7-5384-7918-8

Ⅰ．①肠… Ⅱ．①王… Ⅲ．①胃肠病－防治 Ⅳ．① R57

中国版本图书馆 CIP 数据核字（2014）第 125067 号

肠道保养书

著　　者	王化虹

编委会							
邹丽丽	朱若岚	胡丽丽	王彩闻	梁瑞彬	李海霞	汝俊杰	王天荣
朱兆龙	刘　超	张　扬	周　莹	谢天龙	卢　钰	张　洁	卢　迪
王丽丽	苏　钰	郑　辉	赵　蕊	王　可	王世旗	张　庆	孙　丽
韩丹丹	韩　石	牟　瞳	梁红蕊	吴　巍	梁　雯	潘高峰	屈乃伸
何凤林	李　超	张　晓	岳　挺	谢晓飞	曾庆华	童　庆	汪　静
屈永强	任　颐	辛　灵	韩　雪				

出版人　李　梁
策划责任编辑　吴文凯　赵洪博
执行责任编辑　姜脉松
特约编辑　李树泽　陈雪娇
封面设计　彭　颖　夏文娟　徐　雁
制　　版　长春点石设计有限公司
开　　本　710mm×1000mm　1/16
字　　数　208 千字
印　　张　13.5
印　　数　1-10 000 册
版　　次　2015 年 1 月第 1 版
印　　次　2015 年 1 月第 1 次印刷

出　　版　吉林科学技术出版社
发　　行　吉林科学技术出版社
地　　址　长春市人民大街 4646 号
邮　　编　130021
发行部电话 / 传真　0431-85600611　85651759　85635177
　　　　　　　　　　85651628　85635181　85635176
储运部电话　0431-86059116
编辑部电话　0431-85610611
网　　址　http://www.jlstp.com
印　　刷　长春第二新华印刷有限责任公司

书　　号　ISBN 978-7-5384-7918-8
定　　价　35.00 元

目　录

第四篇 益生菌是我们的好朋友

第五篇 肠道平衡——这样喝酸奶最好

第六篇 肠道平衡——菜蔬、水果、主食

第七篇 肠道平衡——大便里的健康警示

第八篇 肠道气味——"屁"的善意提醒

第九篇 致癌的病菌——幽门螺旋杆菌

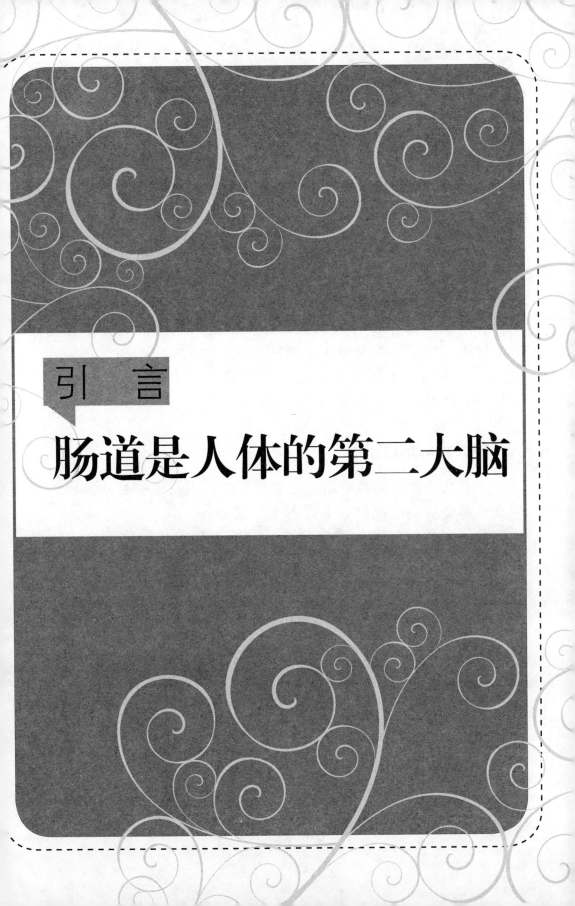

引 言

肠道是人体的第二大脑

肠道是我们身体的一部分，然而对于肠道还有很多我们不曾知道的秘密。

肠道是我们身体当中不受大脑控制的脏器，即使是在脑死的情况下，肠道仍然可以正常运作。

肠道不同于心肺，当大脑的机能完全停止后，几分钟内，或在几小时之内，人的心肺功能也会停止，这也意味着一个人的生命终结。因此，人的心肺功能是受大脑所支配的。

而我们的肠道，即使是在脑死状态下，只要呼吸和血液循环保得住，哪怕没有大脑的指令，肠道依然可以进行营养成分的吸收，可以排泄身体不需要的粪便。

由于我们的肠道具备这种神奇的"独立性"，人们将肠道称为人体的"第二大脑"。

人体肠道的运行机制

食物中的蛋白质、脂肪、淀粉等含有不同成分的营养物质，进入肠道后，肠道会马上进入工作状态。

第一步：对食物的成分进行分析，将消化吸收所必需的生物酶的种类和数量传达给各个脏器。

第二步：对于肠道内的有害物质，肠道会将有害物质入侵的信息快速传达给免疫系统，并以腹泻的方式将毒素排出体外。

第三步：肠道会在这个过程中，做出快速分析判断与具体处理，这是肠道经过考虑后，迅速做出的反应，而后，肠道还会向其他脏器和免疫系统发出指令。

美国的神经生物学者麦卡尔·D.卡逊医学博士发现，人的大脑内存在的神经传达物质，肠道也有。他进一步研究的结果是，体内95%的神经传达物质是在肠道中生成的。

肠道具有统治人体"自律神经"的功能

肠道成为人体的第二大脑，是因它具有下意识地统治人体的"自律神经"的功能。

人体内的自律神经有交感神经和副交感神经两种。首先是它的交感神经在紧张和兴奋状态下所呈现出来的优先活动，而副交感神经，在人们放松的时候会相对活跃。

运动或者是感到害怕的时候，交感神经会使人的心脏变得活跃；放松的时候，副交感神经的作用会相对明显起来。像小孩子睡觉容易出汗，像我们在松弛的情况下，两手会不知不觉中变得暖和起来，这是我们身心松弛之下，毛细血管扩张的缘故。

交感神经处于优先状态的时候，血压、呼吸、心率等的运行就会变得活泼。

副交感神经处于优先状态，胃肠的活动也会变得活跃。

很多人有过午饭后犯困的经历，这是身体在促进消化的过程中，自律神经中的副交感神经处于优先状态的缘故。

人脑死情形下，心肺功能停滞，但肠胃的活动会继续

人陷入脑死状态，在心肺功能停滞的情形下，为什么胃肠的活动会继续进行呢？原因是有些脏器只有在交感神经和副交感神经的支配下才会活跃。

人的运动功能，并不完全受大脑支配，肠神经系统的自主性很强，也不完全受大脑意识支配。

大脑和肠道二者之间发生的所有"支配"原理是共同的。肠道并不受大脑的支配，而是受肠道自身的支配。

人在休息状态下胃肠仍在运动，除参与消化吸收食物外，还参与身体内其他器官功能的调节，包括影响人的情绪，成为人的第二大脑。

肠道是人体最大免疫器官

大部分细菌都是从嘴里吃进去的，并且细菌进入身体各处的主要途径是肠道。如果你拥有一个健康的肠道，那么这些细菌就会受到肠内有益菌群的抵抗，短时间内侵入不了人体的其他部位，最后随着大小便排出体外。

第一篇

你的肠道

肠道微生态

人体微生态系统，由口腔、呼吸道、胃肠道、泌尿道和皮肤五大部分组成。其中，肠道微生态系统最重要、最复杂。

人的肠道里，有数量惊人、种类繁多的微生物生态体系，它们循环运行之下参与食物分解、微调免疫，并分泌出维生素K等一些营养物质，参与身体的调节体脂含量、吞食食物残渣等诸多新陈代谢。

人出生前，肠道是无菌的，那么菌是怎么进入一个人的肠道的呢？

宝宝们出生后，由于与空气、妈妈们的饮食及外界环境接触，可能在数小时内即有细菌进入这些婴儿的体内进行定殖。

婴儿出生后的几个月里，他们肠道里的菌群很不稳定，变化也快，正常情况下，这些细菌并不致病，其菌落也基本上终生不变，其定居在肠道的就称为肠道正常菌群。

科学家长期跟踪一岁儿童肠道微生物——菌的出现，他们发现：妈妈们的产道，是刚刚降生的婴儿们得到菌的第一人生途径；其后，妈妈们使用乳房为孩子进行哺乳的过程，又为他们的肠道输入了更多的菌；同时，一岁儿童自出生以来与父母或兄弟姐妹的接触，使得这些细菌在肠道中通过一年来的生长及繁殖，形成与成人相似的菌群。

事实上，人体是一个微生物的共生体，从出生到死去，人体内的微生物群落在不断变化，受食物、药物、环境等多种因素的影响。

这时候，一个一岁孩子的肠道内有9种常见的菌，它们以均数顺序依次落生在肠道里，它们是类杆菌、双歧杆菌、肠杆菌、乳酸杆菌、肠球菌、梭菌、厌氧菌、葡萄球菌和酵母样菌，其中以厌氧菌为主。

肠道菌群对人体既有益又有害，无害的肠菌只有两种，即双歧杆菌属和乳杆菌属

　　细菌活跃于不同形式下所形成的肠道微生态体系，常常通过对食物消化、吸收以及合成部分营养素等环节上的参与，调节着人体内的新陈代谢。

　　譬如，人体肠道里的有益菌，通过分泌各种酶，有助于蛋白、脂肪和碳水化合物的分解；通过磷壁酸与肠黏膜上皮细胞特异结合，参与肠黏膜生物学屏障的形成，阻止或抑制致病菌、条件致病菌等入侵，抑制痢疾、伤寒、变形、真菌等致病菌的繁殖，通过降解亚硝酸胺，调节和协调肠道内的菌群组合，起到抑癌、抗肿瘤的作用。

　　因此，人对于肠道微生态积极地维护与建设，从来没有停止探索的脚步。

　　和谐的菌调配，在科技手段融入肠道的微生态过程里，我们的吃与喝，我们日常入口的各种食物，通过微生态制剂，已经融入到滋养我们肠道益生菌的行列里了。

　　庞大的菌群之间相互依存、相互制约，处于相对平衡状态，构成体内最大的微生态环境，就像湿地上厚厚的"植被"一样涵养着人体内的"水土"，成为保护人体健康的"卫士"、抵御疾病侵袭的天然屏障。

微生态制剂可分为益生剂、益生元、合生元

益生剂：无致病性、不含有编码抗生素抵抗基因的质粒，对胃酸和胆汁有较好的耐受性，目前应用较多的是乳酸菌和双歧杆菌。

其中的乳酸菌，多应用于酸奶、乳酪、酸菜、啤酒、葡萄酒、泡菜、腌渍食品和其他发酵食品，而牛奶变身乳酸菌牛奶，可提高牛奶的保健作用，为很多时尚人群所追捧。

益生元：益生元根据来源不同，又分为低聚糖类、多糖类，以及一些天然植物提取物、蛋白质水解物、多元醇等，目前进入食物品类，多呈现其物质成分上的低聚糖构成特征。

益生元，通常为乳果糖、果寡糖、葡萄糖、半乳糖、大豆糖等低聚糖类，存在于许多天然食物中，如大蒜、洋葱、土豆、芦笋、香蕉、韭菜、黄瓜、葵花子等，经提纯或人工合成后，作为食品添加剂或膳食补充剂的应用已远远超出了活性益生菌，当今市面上的燕麦、蜂蜜、啤酒、酵母、洋葱、香葱等食品，都利用了这一技术。它也是维持肠道微生态稳定的有效方法。

合生元：指益生剂和益生元并存且协同的情形下益生作用最大化的一种合剂，其益生剂与益生元的组合，却又不是简单的混合或复合，它所添加的益生元物质，往往是既能促进合剂中双歧杆菌的生长增殖，又能促进肠道中有益菌的生长、定植和增殖。

目前，合生元制剂多应用于营养健康产品，如目前市面上出现的有益生菌冲剂、婴幼儿奶粉、妈妈奶粉等多种营养健康食品。

人一日三餐是否合理与稳定，对维持肠道微生态来说很重要

日常饮食上的营养摄入，宜进食多样化、粗细搭配，保证每日摄入适量奶豆类、蔬果类营养，增加全谷类、薯类营养的摄取，多方面兼顾维持肠道微生态的需要。

牛奶中的糖巨肽、乳糖、酸奶等，奶制品中的乳酸菌等，都可直接参与或调节肠道菌群。

大豆所含的异黄酮及低聚糖，粮薯蔬果中的膳食纤维，也都是双歧杆菌，也是肠道益生菌的好朋友。

肠道是座菌工厂

肠道里数以万计甚至亿计的细菌，和人体有着密不可分的互利共生关系，而肠道菌群的组成，直接影响着每个人的健康。

肠道，有着多得数不清的细菌，它们数量庞大得惊人。

我们知道，肠道里的细菌主要是由饮食和空气经口而来，它们通过食道进入胃后，大多数会被胃酸杀死，只有小部分细菌能侥幸进入大肠，进入它们在肠道进行运化、加工的场所。

我们看肠道菌群在大肠里的运行，大肠呈中性或弱碱性，进入大肠的食物残渣在这里经过一个缓慢的加工过程，说它缓慢，是因为食物残渣进入大肠后的通过速度非常慢，这种环境下，对细菌的繁殖与存活非常有利，这种情形下，各种细菌会在这里安家落户，大量繁殖，成为世代定居在大肠里的宿常菌株。

大肠菌，多是厌氧菌，其中的主力部队是大肠杆菌

常宿在大肠里的菌株，绝大多数是怕与氧气接触的厌氧菌。其中数量最多的大肠杆菌，占百分之七十左右，其他的是产气杆菌、链球菌、变形杆菌、葡萄球菌、乳酸杆菌和芽孢杆菌等。

肠内细菌，能够将肠内存在的较简单物质合成为人体必需的维生素 B 复合体和维生素 K，并且使得它们能被肠道的整体运营所利用。

很多时候，我们提到细菌，就会觉得它们能致病，会敬而远之，其实并不完全如此。

常宿细菌里的酶，最有益于我们的肠道养生

在大肠里，对我们最有益处的，首先是那些常宿细菌，它们含有一种叫做酶的物质。

落生在肠道里的常宿细菌，那些在它们中间活跃着的酶物质，能很恰当地处理进入大肠的食物残渣和来自各类食材的植物纤维素，它们通过发酵作用分解糖类和脂肪，通过腐败作用分解蛋白质，使其中的营养成分为机体吸收利用，无用的部分变成粪便排出体外。

肠道菌工厂的运行加工机制

开设在人体肠道里的这座"细菌工厂"，让肠道内的各种菌和菌滋生下的大量种群保持着激活状态，使得它们与人体保持着完美的平衡状态，它们互相制约，维持着相对平衡。

这是肠道"细菌工厂"运转之下非常活跃的益生"正常菌群"，它们巡行在我们肠道里，护卫着我们肠道里的健康，它们是不会使人致病的，也不会给身体带来损害。

而这座"工厂"一旦紊乱或停工，就会使人生病。譬如，受凉、过度疲劳等原因，使人机体防御能力降低。

人一旦机体防御能力降低，抗病体减弱，就会使得寄居在人体内的正常菌群失去平衡，引发某些疾病。目前，医疗界把这种因细菌之间的平衡被破坏引起的疾病，叫做菌群失调症。

呵护肠道里的 2 千克菌

人类肠道内的细菌群落至少有 5600 个，肠道细菌可能超过 1000 万亿个，为人体细胞数的 10 倍以上。而一个 70 千克左右的人，如果把它肠道的细菌全洗出来，再收集在一起，是 1.5 到 2 千克。

当今的营养学家认为，一个 70 千克左右的成年人，它身上的菌在 2 千克左右。

我们带着这 2 千克的菌，累吗？实际上很轻松，这是人体最大的免疫系统——肠道里那座"菌工厂"每时每刻充当着加工运转的角色。

肠内细菌，能够将肠内存在的较简单的物质合成为人体必需的维生素 B 复合体和维生素 K，使它们能被人体吸收利用。

吃和喝，每个人都有自己的喜好，你会觉得一些东西对你来说非常好吃，但吃完了，感觉它的营养没有被身体摄入，你会觉得吸收率很低，并且还要排泄出去，就等于你贪恋的那口吃的，一点也没有滋养你的身体。

但如果你身体里的那座"菌工厂"，将你肠道里 2 千克的菌发挥到营造益生的最大化，那可就不得了了，那时候的你一定会是个身体棒棒的、没一点毛病的人。

肠道呵护着我们身上 2 千克的菌，它益生我们身体的作用非常强大。

一个人每天带着 2 千克的细菌，还不嫌沉，还能到处走，这是为什么？

其实，肠道还可提供大量的免疫物质，提高我们的身体免疫力，让有益细菌把有害菌驱除，而肠道这座"菌工厂"为这些免疫物质的生产者与免疫疾病的卫士们，找到了最好的聚集地。

　　为增强机体的免疫力，一定要让肠道每时每刻都处在健康的工作状态。而我们身上的那 2 千克菌，就是维持肠道健康运行的最佳动力。

　　肠道保持良好的吸收状态，是我们身体健康的基础。肠道健康怎么来？蛋白质是它的基础。当蛋白质不断减少、不断丧失时，肠道吸收功能就会不断退化，免疫力自然也就降低了。

对肠道你得顺毛捋

温柔的肠道，在跟我们闹情绪、"发飙"的情况下，就会以一种极端的方式让主人知道它的不爽。

肠道有脾气，也容易激动。它发脾气或激动时，都会让你招架不住。

由于肠道发脾气，人体会出现"肠易激综合征"，表现为腹泻、便秘、腹胀，令人十分苦恼。

肠道以自己特有的"表情"，对你暴饮、暴抽、暴减、暴脾气进行抗击

一直自以为嘴巴壮，没有食物不能入你的口；

吸烟、喝酒、唱歌，应酬起来你是样样不落；

一天当中，忙起来，快节奏高效率之下你要暴饮、暴食；

享受生活的闲逸时，你还要减肥，你会一口不吃，为美、为苗条……

终于，有一天肠道不堪忍受你的"虐待"，变得怒火中烧，让你在某天早晨发现自己大便里出现了血迹。

这是"肠易激综合征"在你身上的表现，此后，你会遭遇到更多让你烦恼的症状。

肠道动怒之下的"肠易激综合征"，让我们的肠道表现出——

肠道情绪不稳定，首先是腹部不适，如腹胀、腹痛等，也会伴有大便异常。

肠道出现的"肠易激综合征"，是我们身体上的一种功能性疾病，按症状区分，"肠易激综合征"有三种类型：

1.腹泻型，以腹泻为主，可能偶尔会便秘。

2.便秘型，以便秘为主，偶尔会有腹泻。

3.混合型，腹泻和便秘交替出现。

"肠易激综合征"不会对患者的身体健康产生危害，也不会导致肿瘤，但它会给身体带来严重的影响。

胃肠道问题与精神、情绪、日常生活起居的关系十分密切。长期的精神压力，会影响神经中枢，使肠道功能紊乱，容易引发"肠易激综合征"。

改善肠道"表情"，让情绪肠道变和气的处方

1. **建议你在不适的情况下，根据医嘱找到具体应对方法。** 当肠道愤怒时，将会带给我们这样一些不适症状：精神受刺激、紧张，生气时，会出现头痛、非心源性胸痛、背痛、心慌、乏力等不适感。

这种由"肠易激综合征"所带来的不适症状，往往在中青年人身上发生，而且女性发病率为男性的两倍。

患有"肠易激综合征"的人经常便秘或拉肚子，而且口气也不清新，还伴有内分泌失调，青春痘暴增，而且，这一类的人还容易"上火"。

平时这类人不妨吃越鞠保和丸以调养肠胃功能，它含有香附、苍术、川芎、六神曲、栀子、槟榔、木香等成分，可舒肝解郁，调节气郁停滞、胸腹胀痛，温和地改善消化道状况，缓解肠道的抑郁状态。

2. **定期体检是必需的。**生活中，即使你觉得你是一个健康

人，也有必要去医院的消化科做全面的检查，包括专业的肠镜检查，详尽地了解自己的肠健康状况，尽早发现肠道不适。

不可自行诊断、盲目服药，一旦出现消瘦、贫血或黑便，要立即就诊，以免贻误病情。

要知道，假如你患有慢性肠炎，那么你就比其他健康人有更大的概率被肠癌袭击。

3．在饮食上好好爱自己。爱护自己独一无二的身体，根据自己的肠道情况，配合药物调补制订一份食补"养肠"计划，具体落实到一日三餐。

很多人因担心食用某些食物会引起腹泻，所以不敢进食。

对此，我们可以从日常膳食与生活方式的调整上做些有效的应对，适当多吃些如牛奶、豆类、卷心菜、洋葱、葡萄干等调和肠胃的食品，尽量避免刺激性食物。

每一餐都有规律地摄入新鲜、健康的食物，就会让自己的肠道天天处在开心的健康状态里。

健康要从"肠"计议

肠癌，其死亡率正呈无限递增的趋势，以惊人的速度在世界各地蔓延，其实，除肠癌外的许多大病，都与肠道健康、肠道菌密切相关。譬如，心脏病、老年痴呆、高血压、肝硬化等。

以往，我们以为伤风感冒是万病之源，然而，当你"从肠计议"，了解了你的肠道后，你会觉得：肠道疾病，是万病之源。

健康身体，从"肠"计议，愉悦的心情，良好的饮食，适当的运动，这三种事关人体健康的指标，是滋养我们生命的本钱。

我们身体的五脏、六腑，是个循环体系。

我们身体内消化道的源头，可以追溯到口腔，我们的消化道从口腔开始，一路在我们的身体内循环行进，会进入大肠，而大肠，这处人体内的重要器官，是我们消化道的最终端。

我们日常的吃喝，那些进口的美食与茶饮，通过消化道源头的口腔，最终到达大肠由肛门排出。

在这个消化过程中，大肠承担着分泌大肠液、合成维生素、吸收水分及无机盐、贮存食物残渣、形成粪便和排泄等功能。

我们身上的不适与病，多是从没管住自己的那张嘴开始的。

传统养生，强调食物在入口之前的选择与搭配，但生活条件普遍提高，人们口袋里有了钱的情形下，面对一日的应酬无数，面对着满街的美食，又有几个人能够管住自己的嘴巴呢！

以下是我们饮食结构不够合理的情况——

喜欢食用熏腌、烧烤、油炸食品；

喜欢喝酒，再烈性的白酒，也能端起来喝两杯，还成瘾；

喜欢宅，面对电脑，一支烟，一碗速冲方便面。

现代生活方式，让很多人随家庭、工作环境的转换，在角色变化中，既三餐不定，又暴饮暴食。

　　由此，每一个人体内由酸性食物代谢所产生的有毒物质，因为各自当下的生活节奏，让各种情景转化下的大忙人，因为排便规律被干扰，毒素不易排出，残留在肠道里面，增加了肠道负担。

从肠计议：我们肠道的求救信号——便秘

　　肠道引发不适，我们面临的第一件烦心事，就是便秘。

　　怎么衡量便秘，排便只要不爽，就谓之为"秘"，就是便秘。
　　西医认为，不管大便是干还是稀，只要超过 48 小时不排，就算便秘。

　　短期便秘是肠道健康亮起红灯的警讯，长期便秘则是肠道健康的无形杀手。

　　长期的便秘，形成的习惯性便秘，会因体内产生的有害物质不能排出，从而引起腹胀、口臭、食欲减退和易怒等自体中毒症状。

　　最终会使身体发胖，皮肤老化，引起贫血、肛裂、痔疮、直肠溃疡等诸多疾病。

从肠计议：我们肠道的求救信号——腹泻

　　腹泻，很多人认为，这是指一天上厕所蹲马桶好几次的情景。
　　其实，腹泻与排便的次数无关。
　　1 个人即使 1 天只排便 1 次，但大便物呈泥状或水状，就是腹泻；而一天上五六次厕所，但如果是有形状的大便，就不能称为腹泻。
　　需要提醒大家的是，我们要警惕慢性腹泻。
　　慢性腹泻的原因非常复杂，它有两种情况：
　　一、不一定由肠道炎症引起，而是其他一些疾病的早期表现；
　　二、一些病可表现为慢性腹泻，如糖尿病、甲亢、肝癌、大肠癌、克罗恩病、溃疡性结肠炎等。

从肠计议：我们肠道的求救信号——大便异常

排便异常，指排便不适和身体不适，但包含着很多具体的不适情形。

回想一下，自己在一段时间内，有没有明显的排便次数改变？而且大便的颜色、形状有没有发黏液脓血便、黑色柏油样便或白色陶土样，这些大便，即是我们身体所发出的报警信号。

排便时喷射状排血，或便后滴出鲜血，血与粪便不混合，出血量不等。

伴有肛门异物，可能是痔疮，发病急骤。

伴有腹痛、腹泻，伴恶心、呕吐，便血量不多，常与粪便相混，大便频数，有里急后重感及腹压痛，则可能是细菌性痢疾。

留意你的大便。排泄物的气味是否异常，是衡量你肠道是否健康的指标。

从颜色上看：黄色为年轻的肠道，褐色为老化的肠道。

依据闻到的气味看肠道：无异味、单纯臭臭的味道，代表年轻的肠道；刺鼻的酸臭味、焦臭味、腐败味，说明你的肠道老化了。

通过形状看肠道：条状代表年轻的肠道，直径在2~3厘米的大便，是最健康的，长期呈颗粒状的大便，说明你的肠道已经老化了，而且老化程度已经很严重。

通过便量看肠道：1次大便的量在1~300克范围内，最适宜，太多太少都不好。

通过硬度看肠道：约含70%~80%水分的大便，说明你有着一副健康的肠子，并且大便排出时，无明显的抵抗感、压迫感；干涩难排或"一泻千里"，均代表肠内老化。

从肠计议：我们肠道的求救信号——排气

排气，这是一个医学临床上的称呼，人们俗称为"放屁"，先要知道屁是怎么产生的。

人吃下去的食物，在肠道菌群的作用下发酵、他解、腐败，便会产生一些气体。

一旦这些气体积蓄多了，便会刺激肠道蠕动。在蠕动波的推动下，这些气体由肛门排出，就成了屁。

屁并不是单一气体，而是多种气体的混合物，含有氢、二氧化碳、硫化氢、吲哚、挥发性粪臭素等。

屁的臭味主要决定于上述后面三种物质。

日常高蛋白饮食，在肠道腐败时会排放有特殊的类似臭鸡蛋的臭味。

一般，吃得越香，放屁也越臭。

日常进食粗米淡饭，臭味就小些。

如果屁多，还经常有臭味，则说明蛋白质饮食吃得过多了。

肠胃负担太重了，应减少或立即改为素食，以防止发生肠胃疾病。

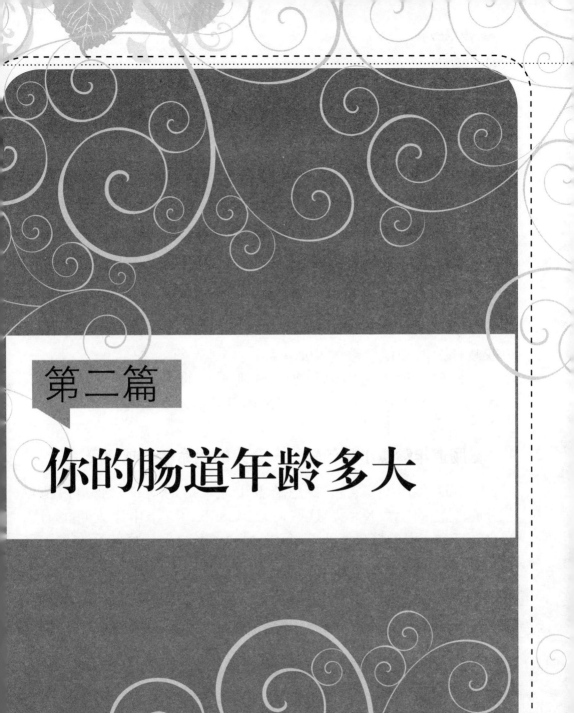

第二篇

你的肠道年龄多大

肠道有年龄

人体除了生理年龄、心理年龄外，还有一个肠道年龄。所谓肠道年龄，不是我们的出生年龄，它是一个人肠道内菌群分布变化的阶段反映，为人体的"第三年龄"。

我们一降生到世上，就与细菌结下了不解之缘。

一个健康的婴儿落生后，他的肠道内充满了双歧杆菌、乳杆菌、大肠杆菌等细菌，种类达 100 多种，约 10 万亿个，其中双歧杆菌占细菌总数的 90%~95%。

此时，他们的肠龄和他们刚刚出生的生命年龄都为 1 岁，因此，一个人在 1 岁这段时间内的身体状态是最健康的。

肠道年龄越小越年轻，一个人的生命就会越健康

肠道年龄，实际上就是随着生理年龄的增长，肠道内菌群分布变化的阶段反映，这些阶段对应下，一个中年人可能有着 10 岁、20 岁的肠龄，而一个 20 或 30 岁的人，可能会有着老龄化的肠道。

但"肠龄"又是可调节的，只要方法和手段得当，我们人人都可以拥有 1~10 岁的健康肠龄。

肠道内的双歧杆菌和乳杆菌多，你的肠龄就年轻，你的身体就健康

身体生理年龄的不断增长，肠道内的菌群也将出现变化，菌群的变化和人体的年龄有关，有害菌群的增加就会导致人体的老化，肠道菌群之间的平衡直接影响到人体生理年龄的变化。

大多数人长到 10 岁时，双歧杆菌就开始锐减，到成年时期，

双歧杆菌所占的比例从 40% 逐渐下降到 10% 左右，肠道也开始老化；步入老年期的 55~60 岁这一年龄段，双歧杆菌等有益菌群数量再度减少；60 岁后，只剩 1%~5%；至临终前几乎完全消失，接近于零。

人体不同部位的细菌数量和种类都不同，而肠道内的细菌量，却是最多的。

肠道年龄，往往是肠道菌群不平衡与平衡状态下所呈现的截然不同的高龄或低龄的状态。

随着年龄的增长，肠道菌群会有所变化，年龄越大菌群就会越少，也越容易出现菌群不平衡的状况，有害物质也会随之增多，肠道腐败过程也会较快，这些物质都会加速肠道老化。

而决定肠龄年轻的因素，离不开我们肠道里的两种菌，它们一个是双歧杆菌，另一个是乳杆菌。

双歧杆菌：能调整肠道菌群，及时清理肠道垃圾，加强营养吸收，清除衰老因子，是人体内的"清道夫"。

乳杆菌类细菌：能帮助人体合成 B 族维生素、维生素 K、叶酸等，以及食物中没有而人体又必需的维生素。

双歧杆菌和乳杆菌珠联璧合，阻止致癌物质亚硝胺的合成，使消化道免遭癌患。

人人都应该知道自己当下的肠龄，如此才能让肠道"重返青春"

然而，肠道老化也并非无计可施，合理调节饮食结构，找出肠道老化现象的起因，养成良好的饮食习惯，及时舒缓不良的情绪，就可以让肠道"重返青春"。

首先，我们应当知道自己当下肠龄在或低或高的哪一个档上，也就是我们当下具体的肠龄有多大。

看看下面哪些项与你符合，在符合项□内打✓。

一、饮食

1. 我经常匆忙地吃早餐□　　2. 我不吃早餐□

3. 我吃饭的时间不固定□　　4. 我很少吃蔬菜、水果□

5. 我经常喝可乐、咖啡□　　6. 我每周至少有4次在外用餐□

7. 我不喜欢喝牛奶或酸奶□　　8. 我爱吃肉食□

9. 我挑食，很多东西都不吃□

二、生活形态

1. 我烟瘾、酒瘾很大□　　2. 我看起来比实际年龄老□

3. 我的皮肤经常皲裂、起疹子□　　4. 我心里总是感觉有压力□

5. 我有失眠的问题，睡眠时间不够充足□　　6. 我经常熬夜或加班□

7. 我经常会很郁闷、很苦恼，很少有开心的日子□

8. 我长期从事室内伏案工作，运动量太少□

三、肠道蠕动

1. 我大便时间不规律□　　2. 我经常便秘□

3. 我觉得我的粪便没有完全排出去□

4. 我有口臭的问题□　　5. 我感觉排出的粪便很硬□

6. 我排出球状的粪便□　　7. 我有时会排出软便□

8. 我排出的粪便颜色偏黑□　　9. 我排出的粪便有恶臭□

10. 我排出的粪便直接沉到马桶底部□

测试分析：

　　6项或更少——肠道年龄20岁，肠道功能正常，青春健康活力。肠道健康维持得非常好，请继续保持。

7~11 项——肠道年龄 45 岁，肠道略老化，健康亮起黄灯。稍微努力一下，你的肠道状况将会更好。

12~16 项——肠道年龄 70 岁，肠道已经老化，健康等待救援，必须多一点努力才能让肠道保持健康状况。

17 项或更多——肠道年龄 95 岁，肠道极度老化，健康亟须抢救，肠道健康状况令人担忧，请积极改善符合的项目。

肠龄对应的健康征兆

当我们通过肠道内各类菌群的平衡程度，判断肠道的老化状态、现代生活病的发病率时，肠道年龄就是一个主要参数。因此，肠龄必然对应个人的健康状况。

当我们明白了肠道年龄与我们的关系后，还须知道肠道年龄作为一种反映体质状况的健康数据，与我们每个人都密切相关。

比如偏食，比如不断加重的抑郁，都会导致肠道菌群的失衡，这些人的肠道年龄就明显高于他们的生理年龄。

不要认为肠道有了益生菌群就可以高枕无忧

对于益生菌群，我们都向往它们，并希望它们快快在自己的肠道内安家，但肠道内有了益生菌群，就健康了吗？就可以不做其他的调理而高枕无忧了吗？

肠道里的益生菌群往往斗不过你的无养生保健与不良的生活方式。

不注意自我养生保健，种种不良的生活方式，如作息无规律，不爱锻炼，沾染吸烟、吸毒、酗酒等陋习，过重的精神压力等，可使肠道微生态环境失衡，"植被"退化而导致肠道提前老化。尤其是滥用抗生素等药物，将双歧杆菌等有益菌群杀得片甲不存，致使肠道微生态环境遭到重创，造成肠道早衰，大肠杆菌及腐败性细菌等有害菌群没有有益菌群的制约，便会乘机大肆生长繁殖，产生众多毒素。

这些毒素、毒物被吸收入血液后，会对心、脑、肝、肾、消化道、皮肤等重要脏器造成致命伤害，引发大脑老化、慢性胃炎、消化性溃疡、慢性肠炎、便秘、慢性肝损伤、消化道癌症、肥胖病、心血管病、糖尿病、风湿性关节炎、肾功能障碍、月经失调、不孕症、痔疮、痤疮等多种疾病。

健康人的肠道年龄与其生理年龄相差不大，偏食、减肥、节食是大敌

据日本理化研究所微生物室辨野义己教授的统计，近年来，日本10～20岁的年轻人的肠道年龄明显呈老化趋势，而女孩子的情况尤其令担忧，有些人如按她们的肠道年龄推断，称其60岁也毫不为过。

这些原因，主要来自偏食、减肥、节食，除这些原因外，现代人因为众多的关系往来，酒宴应酬较多，再加上不时的抑郁情绪，势必让胃负担加重，也势必会导致肠道内的菌群平衡失调。

便秘易引发不适，最易引发肠道致癌物质，导致大便异味和肠胀气

从事肠道清洁卫生的有益菌群，断奶以后，从转入成年人饮食开始，产气杆菌等中立的厌氧菌逐渐蟄殖，最终达到90%，而有益菌群剧减至10%，此后，这种格局将贯穿整个成年期，不会有大的改变。但是，处在步入老年期的55~60岁这一阶段，有益菌群数量再度减少，产气荚膜杆菌、大肠菌等有害菌增多。老年期有30%的人肠道内已找不到双尾菌，80%的人仍可保持一定数量的产气荚膜杆菌。

长时间的便秘易引发的肠道内腐败发酵和有害菌群中的致癌物质、大便的异味和肠胀气是这一时期的主要特征。

养好肠道，青春不老

要想肠道青春不老，就一定要注意饮食和日常的生活习惯，注意膳食纤维和益生菌的补充。

人体最容易生病的器官是什么？那就是我们身体里的大肠。肠道，可谓人体内最大的微生态环境，它的正常运作与否，对人体的健康有着举足轻重的影响。

这是当今养生环境风行的情形下，人人皆知的道理。

养肠，让我们体内肠道里满满地运行益生菌，制造益生菌，养生肠道，让肠龄青春不老，其实并不难。只要立足身边的力所能及，只要带着正确的意识和方法的话，其他一切都不是问题。

养生肠道——让你肠道青春不老的水

每天喝 2000~2500 毫升白开水，对于肠道是最好的保养、清肠方式。

早晨一杯空腹水：刺激胃肠，给需水的大肠喝喝水。

早晨一杯清澈的温开水，决定你一天的活力，坚持每天清晨起床后喝一大杯温开水，就等于给肠道洗一次澡，排除肠道内的垃圾和毒素，使肠胃呈现最佳的状态。

同时还可以降低血液的浓稠度，给身体里的细胞运送氧气，让大脑迅速清醒起来，准备迎接新的一天。

蜂蜜水：不只补充肠道水分也抑制肠道坏菌生长。

蜂蜜是体内的环保小卫士，具有解毒和软便的作用。空腹饮用蜂蜜水，不但可以有效地补充水分，还可增加肠道养分，同时抑制肠道坏菌增生。

碳酸饮料：绝对不能代替水，要适量。

碳酸饮料不是水，会加速人体钙质流失，一早喝可乐也无法补充人体缺少的水分，反而会增加身体缺水的现象。

杂粮面包配上牛奶是肠胃早餐最好的搭档

早上空腹喝牛奶，反而会降低牛奶的营养价值，肠胃来不及吸收，还会带来负担，正确的饮食方法应是将温牛奶搭配杂粮等食物，才能发挥牛奶的营养价值。

早晨不宜饮用果汁

果汁虽然含有对人体有益的维生素，但并不适合早上起床时饮用，因为它并不能在人体空腹缺水的状态下补充水分，反而会给肠胃增加大量的负担。

调节饮食，三餐必不可少，按时按点

一定要合理调节饮食，一日三餐必不可少，按时按点进食首先是对肠道最基本的保护。

早餐：一定要吃，时间不宜过快，要保持在 10 分钟以上。

午餐：不要暴饮暴食，吃饭时间最好固定。

晚餐：最好吃清淡点，粗粮为首选。

一日三餐的饮食最好做到粗细、荤素合理搭配，尤其是要常吃谷类、薯类、豆类、蔬菜瓜果等富含膳食纤维的食物。

经常吃些大蒜、洋葱、洋蓟、芦笋、谷类、大豆及其制品，这些食物都含有低聚糖，既能促进肠道有益菌群的生长，又能调控脂肪和胆固醇的代谢，减少体脂沉积。

另外，还要坚持适度的锻炼。根据自身的身体条件来选择适合自己的运动。或用手按摩腹部、腹式深呼吸等都很有助于肠道的蠕动，可以清除身体的粪便，对于维持肠道菌群的平衡有很好的效果。

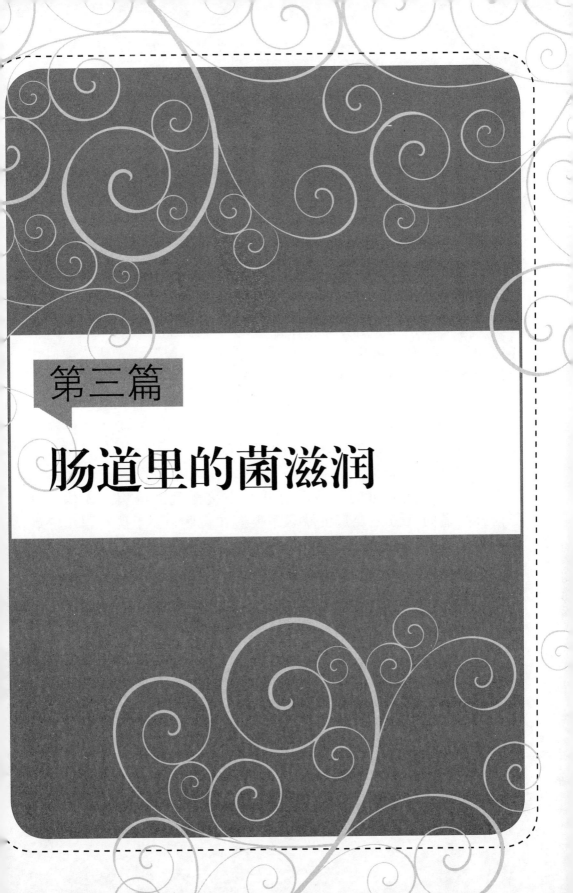

第三篇

肠道里的菌滋润

肠道菌的运行机制

肠道菌群制造营养物质，指挥人体代谢，维持正常的免疫功能，影响人体健康。

当有益菌占主导地位，肠道蠕动健康，身体抵抗力较强；当有害菌数量过多，中间菌也会被"带坏"，这样，我们的肠道菌群就会失衡，并且容易出现胃肠道症状，影响健康。

在肠道菌群中，有提供正能量的"有益菌"，有爱作怪的"有害菌"，还有一群中立、敏感的"条件致病菌"。人体需要时，肠道菌群还会化作人体的"健康卫士"，捍卫人体健康。这些细菌，经过胃酸的过滤后，形成以乳酸菌、大肠杆菌、厌氧菌、芽孢杆菌等为主的肠道菌群，穿越小肠后会有一部分居住在小肠，而绝大部分会居住在我们的大肠内。

细菌，并非都是有害的，人体本身就是一个巨大的"细菌工厂"。即使有害的细菌，也并非一接触就会得病。人体与细菌打交道的地方主要是皮肤、呼吸道和胃肠道。手洗得再干净，上面也会有细菌。这些细菌会否致病，与细菌的性质、细菌的量、人体的抵抗力有关。

有益菌是肠道菌群中的"正能量"，以双歧杆菌、乳酸菌最被人熟知，能够促进肠道蠕动、抑制有害细菌。而肠道菌群小世界内还有有害菌，如沙门氏菌，它们是正常存在的，与有益菌对抗，一旦大量生长就会引发疾病。而除了益生菌和有害菌外，还有中间菌，这些菌说得好听是"中庸分子"，说得难听是"墙头草"，它们当中，最具代表性的是大肠杆菌。

肠道菌群的正常运作、良性竞争有好处

首先能为人体提供营养素，并促进蛋白质、矿物元素等营

养物质的吸收。其次是利用菌群的竞争机制，形成人体的抵抗力。

当外来细菌入侵人体，肠道菌群与之竞争，有益菌够"强壮"的话，有害菌会被淘汰出体外，不影响人体正常运转。

肠道菌群均衡失调，人才会出问题

有益菌敌不过有害菌或条件致病菌时，表现为细菌感染，出现腹泻、腹痛、呕吐、发烧等胃肠道疾病症状。肠道菌群的长期失衡会影响人体健康。

经常吃超市食物、快餐、泡面等垃圾食品的人，好菌几乎都被消灭，免疫力较差，糖尿病风险高；长期只吃红肉的人，产气荚膜梭状芽孢杆菌过多，免疫力降低，大便发出恶臭，动脉粥样硬化、心肌梗死、脑梗死等风险高。

1. 长期饮食不均衡。例如过多摄入肉类或蔬菜、长期吃不健康食品等。

2. 摄入被细菌污染的食物。降低抵抗力，使条件致病菌"变坏"，或摄入有害菌过多，肠道菌群失衡，出现腹泻症状。

3. 年龄增长。随年龄增长，部分有益菌减少、有害菌增加，身体免疫力减弱。

4. 服用某些药物。过量服用抗生素导致肠道菌群失衡，免疫力下降。

5. 胃肠功能障碍。器质性原因导致肠道菌群失衡，免疫力也下降。

因此，我们须正确认识、看待细菌，取其所长、避其所短，这样不但不会被细菌所伤，还能好好利用肠道菌群为我们健康"服务"。

对有害菌、条件致病菌：应认清其"病从口入"的传播途径，应减少接触，同时，更要适当摄入有益菌。

运化健康的益生菌

益生菌，是以双歧杆菌为代表的人体有益菌的统称。益生菌在人体里浩浩荡荡地运行着，它是一个庞大的有益于我们人体健康的菌群落。

益生菌主要以益生菌酸奶的形式出现于我们生活中，医疗科技工作者通过对益生菌的活细胞、死细胞，在除菌后所进行的一系列培养液环境下的生物反应，以及双歧杆菌在不同人肠道转运过程中的生存率研究，发现人体在每天补充益生菌的情形下，有利于维持肠道微生态的平衡。

2002年，联合国粮农组织(FAO)和世界卫生组织(WHO)对益生菌的共同定义是：以适当剂量服用时对宿主(人或动物)健康有益的活体微生物制剂。

在这个阵列庞大的益生菌方阵里，包含以下这些菌

①两歧双歧杆菌；②婴儿双歧杆菌；③长双歧杆菌；④短双歧杆菌；⑤青春双歧杆菌；⑥保加利亚乳杆菌；⑦嗜酸乳杆菌；⑧干酪乳杆菌干酪亚种；⑨嗜热链球菌。

益生菌，能改善腹泻、便秘，对临床治疗"肠易激综合征"、炎症性肠炎、幽门螺旋杆菌三联中的不良胃肠道反应、肝性脑病及肝硬化临床症状，预防急性胰腺炎常见的肠源性感染等，具有非常神奇的效果。

我们生活中见到的益生菌，以微生态制剂的片剂、胶囊剂、栓剂、口服液等多种剂型出现，我们根据其中所含的菌种数，又把它们分为单菌制剂和多菌制剂两大类。

最普通、最常见的酸奶是在规定的乳或乳制品中，添加保

加利亚乳杆菌、嗜热链球菌，进行乳酸发酵而制成的产品。

市售常见的单菌制剂

丽珠肠乐：胶囊剂，青春双歧杆菌，每粒含活菌 0.5 亿。

整肠生：胶囊剂，地衣芽孢杆菌，每粒含活菌 2.5 亿。

米雅 BM：颗粒剂，酪酸梭菌，每包含活菌 0.5 亿。

乐托尔：胶囊剂，嗜酸乳酸杆菌，每片含死菌 100 亿。

多菌联合制剂

双歧三联活菌：胶囊剂，长双歧杆菌 + 嗜酸乳杆菌 + 粪链球菌，每粒含活菌 ≥ 1 亿 CFU。

金双歧：片剂，长双歧杆菌、保加利亚乳酸杆菌 + 嗜热链球菌，每片含双歧活菌 > 0.5 亿 CFU、其他活菌合计 > 0.5 亿 CFU。

妈咪爱：颗粒剂，每包含粪肠球菌活菌 13.5 亿 CFU、草芽孢杆菌活菌 1.5 亿 CFU、乳酸菌死菌 0.5 亿 CFU。

常乐康：胶囊剂，每粒含酪酸梭状芽孢 > 1 亿 CFU、婴儿型双歧杆菌 > 0.5 亿 CFU。

聚克胶囊剂：乳酸杆菌 + 嗜酸乳酸杆菌 + 乳酸链球菌，每粒含活菌 2 千）乳酸等。

市售的各种益生菌酸奶，因添加了功能性不同的菌种，在具体的肠道不适养生调补中，有着很多不可替代的功效和益处，譬如益生菌存活性好、具较高的抗菌活性、降胆固醇或抗癌活性等。

妈咪爱	枯草芽孢杆菌，尿肠球菌
美常安	枯草芽孢杆菌，尿肠球菌
抑菌生	枯草杆菌
整肠生	地衣芽孢杆菌活菌
爽舒宝	凝结芽孢杆菌
肠复康	蜡样芽孢杆菌
原首胶囊	蜡样芽孢杆菌
乐复康	蜡样芽孢杆菌
亿活	布拉酵母菌

益生菌使用注意事项：

益生菌应该是活菌。单一菌与多种菌疗效目前很难评价其优劣。与抗生素联合问题，应当避免。

如同时应用：

1. 加大益生菌剂量。

2. 错开服药时间，间隔2~3小时。

3. 胃肠道外使用抗生素影响较小。

4. 布拉酵母菌、酪酸梭菌和芽孢杆菌对抗生素不敏感，可与抗生素同时使用。

致病的菌不能都清除

我们知道，对肠道内的细菌，就连大肠杆菌都要和谐共处，那么，对于肠道内其他的致病细菌呢？

大量有害的细菌广泛存在于自然界中，经常危及我们的健康，而导致我们生病的一些常见病菌，如大肠杆菌、沙门氏菌、金黄色葡萄球菌、产气荚膜梭状芽孢杆菌等，也是如此。

生活中，我们无法与这类病菌完全隔绝，这些细菌多在食品安全检测指标不合格、日常生活中食物保存不当、加热时间不够、食物变质腐坏等情形下爆发。

不过，这也并不意味着人体接触到这些菌就会中毒，就会生病。首先，要看接触到的是哪些菌，然后看接触到这些细菌的数量。

一个人，平时即使摄入一些致病菌，只要他的人体肠道菌群足够活跃，抵抗屏障足够强大，有害菌也会被打败、排出体外，无碍人体健康；即使抵御不住细菌，出现腹泻也是一种有效的自我保护。

很多人觉得拉肚子可怕，其实，我们拉肚子，就是将细菌和毒素排出体外，避免它进一步伤害身体的一种手段。这就是说，一要避免接触不合格、细菌超标、保存不当、腐坏的食品；二要增加自己肠道内的有益菌，增强自己的肠道抵抗力。

活跃在肠道里的致病菌：沙门细菌

这一类细菌容易在肉、蛋、家禽、西红柿、甜瓜等食物间传播。

沙门细菌，在生活中是常见的食物中毒细菌，它依附食物环境，能在食物上存活很长时间，且在2~30℃时在食物中大量繁殖。而它在冰箱冷藏环境，可存活 3~4 个月。

但它们怕热，对热抵抗力不强，属于遇热即消失的细菌，在 60℃ 温度下只要 15 分钟即可被杀死。

当沙门氏菌祸乱我们的时候，一个人会有明显消化道症状，且伴有发热表现。

活跃在肠道里的致病菌：金黄色葡萄球菌

这类菌广泛依附于淀粉类食品中，如剩饭、粥、米面等；牛乳及牛乳制品、鱼、肉、蛋类等被污染食物中也存在。

金黄色葡萄球菌所引起的感染，十分常见，并形成大量繁殖，进食可发生食物中毒。

金黄色葡萄球菌，在 100℃ 温度的情形下，仅 30 分钟就能消灭，而不破坏肠毒素，这是因为肠毒素耐高温、耐酸、能抵抗胃蛋白酶和胰蛋白酶消化。

金黄色葡萄球菌，会引发剧烈呕吐、腹痛、腹泻等症状，重者可失水或虚脱。

活跃在肠道里的致病菌：产气荚膜梭状芽孢杆菌

产气荚膜梭状芽孢杆菌，多存在于粪便之内，它是粪便污染水体和土壤的指示菌。

产气荚膜梭状芽孢杆菌，多依附于牛肉、火鸡及肉鸡等食物，并大量繁殖，产生肠毒素。

这类菌祸乱于肠道时，容易出现严重腹痛、水泻、恶心症状，有时还可伴有呕吐、发热。

与中间菌宜和谐相处

肠道内的中间菌，又称中性菌，或称条件致病菌，这类菌就是大肠杆菌。

聚居在肠道内的大肠杆菌，因其在肠道菌数量不多、菌"家族"不算庞大的情形，成为肠道内的一个"少数民族"群落，但它们却是我们肠道菌群中一支非常活跃的"菌"兵团。

人体肠道内的大肠杆菌，曾经遭受过人类很长一段时间的不公平待遇，很长一段时间，它被认为是对人体有害的致病菌，而且还引发出西方医学界的一段公案。

1908年，诺贝尔生理学或医学奖得主、俄国著名微生物学家梅契尼科夫在坚持大肠杆菌是使人类衰老的元凶、长寿的天敌的情形下，为印证其观点，他在弟子的陪伴下到英国请最著名的外科医生做了结肠切除手术，以彻底根除大肠杆菌的生活环境；至死都一直坚持这一观点的梅契尼科夫认为，保加利亚人之所以长寿，就是因为喝酸奶后，控制了大肠杆菌在肠内的繁殖。

面对梅契尼科夫的这一行动，当时的巴斯德研究院院长路易斯·巴斯德却不以为然，他坚定地主张大肠杆菌对其他肠道菌群是有用的。巴斯德认为，一个人没有肠内菌是不行的，因为营养物质要靠细菌发酵后才能被人或动物利用，没有这些肠内菌，人和动物不可能存活。

医学史上的这桩公案，双方论战持续时间长，影响也非常深远，直到两人去世仍未发现明显的证据可以证明谁是谁非。

宜与肠道内的"少数派"—— 大肠杆菌和谐共处

事实上，当大肠杆菌在自己的地盘儿生活时，对肠道并无害处。

但当它一旦侵入人体的其他部位时，就可能引起感染。因此，一般情况下，它属于中立的"军队"，只要这些中性菌的数量能够控制在合理范围内，且只在自己的"领地"活动，对人体就构不成危害。

肠道益生菌在数量正常的情况下，这些中性的大肠杆菌并不对人体构成病害，但是当益生菌数量减少的时候，我们的肠道会失去益生菌的屏障保护，就会让有害菌对肠道环境形成攻击，会使得肠道通透性增加，如此，便给了大肠杆菌进入血液变成肠道"祸乱"的机会，从而唤起它们"邪恶"的本性，使得本该安稳以一隅生存的大肠杆菌，变成致病菌。

因此，面对这支性本"邪恶"的菌群，我们宜与之和谐共处。怎么和谐共处，一是增加我们肠道内的益生菌，二是在它的菌群数量上控制它，让它永远处在偏居一隅的境地。

肠道内的"少数派"——大肠杆菌的作用不可小觑

在一个人肠道里各类菌群共同生存的世界里，90％以上都是厌氧菌，其他菌只占8％~9％，而大肠杆菌仅占1％~2％，由此，你能看出它在肠道内可不算是大多数。事实证明，活跃在肠道的大肠杆菌——这群不算大多数的菌，作用却非常重大，绝对容不得我们小看它。

大肠杆菌的领地作用一：大肠杆菌家族是兼性厌氧菌，有氧可生存，无氧也可生存。

人体肠道内，90％以上的厌氧菌，非常需要与大肠杆菌共生，因为大肠杆菌与厌氧菌结合，能随时消耗氧气，创造厌氧环境，利于厌氧菌生长。

肠道环境存在这样的菌生存现实，即氧气少量存在时，一般性的需氧菌苗很难存在，而此时的兼性厌氧菌，特别是革兰阴性菌，非常需要与大肠杆菌共同相处，而且也非常需要大肠杆菌的支持。

大肠杆菌的领地作用二：人体免疫屏障的构筑大军。

大肠杆菌菌体存在着其他革兰阴性肠道杆菌的类偶抗原，这种抗原可刺激人体产生低度的抗体，并可使许多淋巴细胞致敏，从而使人体自动形成一道护卫健康的屏障。而大肠杆菌的存在，正好阻止了边缘细菌的领地入侵。

让肠道远离大肠杆菌

对于大肠杆菌，一需要和它们和谐共处，二还需要我们从源头上控制住它们，不让它们进入肠道。

大肠杆菌能运动，无芽孢，它侵入肠道后，主要在十二指肠、空肠和回肠上段大量繁殖。

大肠杆菌的肠道外感染，多为内源性感染，以泌尿系感染为主，如尿道炎、膀胱炎、肾盂肾炎，也可引起腹膜炎、胆囊炎、阑尾炎等。

大肠杆菌可侵入血流，引起败血症。早产儿，尤其是生后30天内的新生儿，易患大肠杆菌性脑膜炎。年老体弱、慢性消耗性疾病、大面积烧伤患者，也是最易感染大肠杆菌的人群。

大肠杆菌中的某些血清型细菌，能引起人类腹泻，其中饿肠产毒性大肠杆菌，会引起婴幼儿和旅游者腹泻，出现轻度水泻，也可呈严重的霍乱样症状。腹泻常为自限性，一般2～3天即愈，营养不良者可达数周，也可反复发作。

别让大肠杆菌进肠道之预防方法

1. 保持地方及厨房器皿清洁，并把垃圾妥为弃置。
2. 保持双手清洁，经常修剪指甲。
3. 进食或处理食物前，应用肥皂及清水洗净双手，如厕或更换尿片后亦应洗手。
4. 食水应采用自来水，并最好煮沸后再饮用。
5. 应从可靠的地方购买新鲜食物，不要光顾无牌小贩。
6. 避免进食高危食物，例如未经低温消毒法处理的牛奶，以及未熟透的汉堡扒、碎牛肉和其他肉类食品。
7. 烹调食物时，应穿清洁、可洗涤的围裙，并戴上帽子。

8. 食物应彻底清洗。

9. 易腐坏食物应用盖盖好，存放于冰柜中。

10. 生的食物及熟食，尤其是牛肉及牛的内脏，应分开处理和存放(冰柜上层存放熟食，下层存放生的食物)，避免交叉污染。

11. 冰柜或冰箱，应定期清洁和融雪，室内温度最好保持在4摄氏度或以下。

12. 若食物的所有部分均加热至75℃，便可消灭大肠杆菌O157：H7；因此，碎牛肉及汉堡扒应彻底煮至75℃达2~3分钟，直至煮熟的肉完全转为褐色，而肉汁亦变得清澈。

13. 不要徒手处理熟食；如有需要，应戴上手套。

14. 食物煮熟后应尽快食用。

15. 如有需要保留吃剩的熟食，应该加以冷藏，并尽快食用。食用前应彻底翻热。变质的食物应该弃掉。

16. 体质弱、衰老、出差、旅游等应急状态下，可以补食乳酸菌，预防大肠杆菌的发病。

警惕肠道菌失调

肠道菌群失调，最常见的现象是便秘、腹泻交替，这是一种很麻烦也很可怕的事情。

此时，我们得有所警惕了，一个人如果便秘、腹泻交替，无论是从便秘到腹泻，还是从腹泻到便秘，一旦轮回起来，那是相当不好受的事情。

在正常情况下，每个人的排便，是有一定规律性的，或每天一次，或隔日一次。

但当一个人的肠道失调后，会打破这种有规律的大便习惯，便秘时，常常是三四天一次大便；而到腹泻，也常是每日四五次，甚至更多。如此，一个人让便秘、腹泻交替着充满你生活中的每一天，让你在马桶上的那一刻，或"便"意未尽、排便不畅，或泻到浑身没劲儿的地步。

这是我们肠道内菌群数量和比例失调情形下，在我们的身体上所反映出来的一种状态。

我们肠道内的菌群数量和比例为什么会失调呢？

正常人肠道中的菌群，主要为厌氧菌，少数为需氧菌，前者约为后者的 100 倍。

存在于肠道的正常菌群为类杆菌、乳杆菌、大肠杆菌和肠球菌等，尚有少数过路菌，如金黄色葡萄球菌、绿脓杆菌、副大肠杆菌、产气杆菌、变形杆菌、产气荚膜杆菌、白色念珠菌等。

在正常情况下，肠道内的微生物互相依存，互相制约，维持平衡，保持一定的数量和比例。

然而，当我们在自身抵抗力降低的情况下，尤其是长期大量使用广谱抗生素、免疫抑制剂、肾上腺皮质激素、抗肿瘤药物和放射治疗的人群，会使肠道内的正常菌群被抑制，从而引起数量减少，或耐药的过路菌过量繁殖，造成肠道菌群失调。

一个人肠道内的菌群比例失调，按其严重程度可分为Ⅲ度：

第Ⅰ度，肠道正常菌群如大肠杆菌及肠球菌减少，但为暂时性和可逆性，一旦菌群失调的病因去除后可自然恢复。

第Ⅱ度，肠道正常菌群显著减少，过路菌过量繁殖，引起菌群失调的症状。

第Ⅲ度，肠道正常菌群被抑制而消失，被过路菌替代，引起感染症状，即菌群交替症。如应用后引起难辨梭状芽孢杆菌所致的伪膜性肠炎。

你要知道，这不是一个好现象，很多时候这是直肠癌所发出的一个十分重要的报警信号。

因此，这种便秘和腹泻交替出现，持续性的、原因不明的异常便秘或腹泻，其早期症状非常值得我们警惕。

肠内菌群失调，我们的身体会给我们发出哪些信号

便秘与腹泻：由肠道功能紊乱引起排泄的两个极端症状。

前者是肠道内的废物排泄困难，粪便非常干燥和坚硬。后者是粪便的水分增加至85%以上，呈泥状或水状，排泄不止。虽然病症正好相反，但两者所带来的苦恼是不相上下的。

对应肠道菌群失调后的腹泻与便秘交替，一个人身上会出现多种疾病，很多时候肠结核、局限性肠炎、肠易激综合征等一些慢性肠道炎症性疾病，会接踵而至。

另外，还有大肠癌，特别是右半结肠癌，也常会让便秘和腹泻交替出现，此时，大便的隐血试验，将持续呈阳性状态，有时还会伴以右腹部出现肿块、压痛，常易误诊为阑尾包块。

这一情形下，常见的肠功能紊乱，分为腹泻型、便秘型和腹泻便秘交替型，并伴有腹痛、发热、消瘦。临床研究发现：22%的痢疾患者，在发病一两年后，会因情绪紧张造成便秘和腹泻交替，发生持续性肠功能紊乱，而且有10%的人会染上肠易激综合征。

腹泻与便秘交替：溃疡性肠结核、结肠癌、不完全性肠梗阻、结肠憩室炎、便秘，甚至为糖尿病并发症。

腹痛、大便不规则、便秘和腹泻交替：排便次数增多，黏液便、里急后重、便血、贫血、消瘦等。而肠梗阻时，还可出现腹痛、腹胀、恶心、便秘、呕吐等。

慢性疾病、腹泻与便秘交替：肠结核、肠易激综合征、糖尿病性自主神经病变和结肠、直肠瘤或癌。

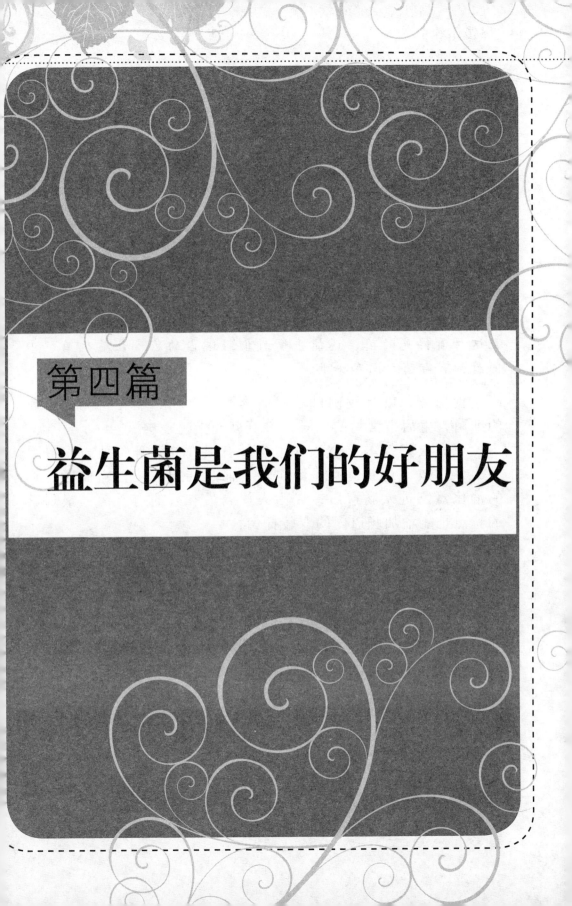

第四篇

益生菌是我们的好朋友

食用菌

我们人体包括肠道里的很多菌，是我们肉眼所看不见的，但生活中有一种菌，却是让我们看得明明白白，而且我们还能够吃到它，它就是食用菌。

食用菌中的木耳、蘑菇、香菇，经我们的巧手厨艺，加工成可口的菜，煲成香美的汤，甚至与肉馅搭配，制作成可口的饺子、包子，都会对我们的肠道起到很好的保健养生作用，甚至这种看得见的菌，还能平衡我们肠道内的菌，让益生菌、中间菌、有害菌之间和谐共处。

食用菌，就是我们日常生活中可以食用、能看得见摸得着的细菌，生活中常见的木耳、蘑菇就属于这一类。

现在人们基本上公认食用菌具有很高的营养价值，对肠道有很好功效，对肠道有保健作用。而且临床证实，它们经我们的消化器官进入肠道后，成为人体内最有效的有益菌，最显著的特点是能增加肠道内的双歧杆菌。

一个人，多吃菌类食物是有益的，而且也为当今营养专家所推崇，这是因为一个人的养生，他生不生病的身体，多是从肠道开始的。

菌类中的蘑菇、木耳，有助消化吸收、利排泄，能调节肠道环境、提高免疫力

菌类算是含膳食纤维丰富的食物，它能够保持肠动力，预防便秘，让容易受到压力影响的肠道保持健康状态。

据最近的研究发现，γ-氨基丁酸在菌类中含量丰富，尤其是日本小白蘑菇和真姬菇含量尤其出众。而且这两种菇类无论放在哪种料理中都很合适，非常适于用在各种料理中，增加膳

食的丰富度，让人体轻松摄取 V - 氨基丁酸。

评价一种食物的好坏，一是适口感，二是营养成分高低。从营养成分来说，我们从蛋白质、维生素、矿物质、脂肪、微量元素等方面来衡量，食用菌是一种高蛋白却低热量的食物，不含淀粉。同时食用菌中含有大量维生素 C、E 和 B 族，含有占矿物元素的 40%～45% 的铁、钾等矿物质，其中钾是可以代替钠为人体提供能量的。食用菌中的脂肪含量很少，其中 80% 是不饱和脂肪酸，而这 80% 中的 80% 是对人体有益的油酸和亚油酸，能有效降低"三高"，此外食用菌中还含有膳食纤维，对肠道的蠕动和清洁也是有益的。

多吃菌类还有利于调整压力，放松心情。这是因为菌类中含有 V - 氨基丁酸，它是氨基酸的一种，能够抑制焦虑和神经紧张，进而放松心情。而对女性朋友来说，食用菌有消除自由基、抗氧化延缓衰老的功效，也是她们养颜的最佳食物。

享用菌菇之前，你必须要做的 4 件事：

1. 挑选：添加了防腐剂、漂白剂的慎选

菌菇有新鲜的，也有干货，在营养价值上区别并不很大。

有一种罐装或者袋装的加工类菌菇产品，它们看起来新鲜，但其实常常添加了防腐剂、漂白剂之类的成分，建议少买。

2. 储存：放置于阴凉通风处

菌菇不宜久放，应尽早趁着新鲜食用。如果要保存一小段时间，可以储存在阴凉通风处，或者用纸包好，储存于冰箱的蔬菜层。

3. 清洗：可在淡盐水中适当浸泡，时间不宜过长

处理新鲜菌菇，只需将根部切削干净，再冲洗掉泥土、木屑即可，可在淡盐水中适当浸泡片刻，以便杀菌消毒，时间不

宜过长，否则营养成分容易溶解在水里。

4.泡发：可将泡发过菌菇类的干净水加到要烧的菜里

以干香菇为例，浸泡之前应先用水将其表面的尘土冲掉，用20～35℃的温水浸泡，同时手指朝着一个方向搅动或是将香菇的蒂部朝下在水中抖动。

菇盖全部软化后，立即捞起滤干。浸泡的水，等杂质全部沉到底部后，可将上面干净的水轻轻倒出，加到要烧的菜里。

食用菌里的黑木耳——你的肠道为什么悦纳它

我们生活中能实实在在吃到食用菌里面的黑木耳，它可是我们肠道不可缺少的好细菌。

黑木耳出现在餐桌上，作为美味，绝大多数人喜欢它。我们为什么喜欢它呢？那是因为我们的身体需要它的高蛋白成分，营养学家说它的高蛋白含油量与肉类食品相比不分高低，而我们的肠道悦纳它，是因为它还含有较多的维生素，而且还被公认为是担当清洁我们肠道环境的"清道夫"。

很多朋友便秘，不妨试试木耳的神奇功效，这是运行于我们肠道内的黑木耳中的"胶质"成分的功劳。

黑木耳中的胶质，很多时候能把残留在人体消化系统内的灰尘、杂质集中吸附起来排出体外，从而起到清胃涤肠的作用。同时，它还有帮助消化纤维类物质的功能，对无意中吃下的难以消化的头发、谷壳、木渣、沙子、金属屑等异物有溶解与烊化作用。生活中，长期在矿山、化工和纺织等行业生产环境中的朋友，应该多吃这种东西。它作为不可或缺的保健食品，对胆结石、肾结石等内源性异物有着比较显著的化解功能。

值得一提的是，新鲜的木耳当中含有一种叫卟啉的光感物质，食用后人体皮肤在阳光照射下会发生瘙痒和水肿，严重的可致皮肤坏死，如果水肿出现在咽喉黏膜，会出现呼吸困难。所以鲜木耳要在阳光下暴晒，分解卟啉。另外，黑木耳有活血抗凝的作用，有出血性疾病的人不宜食用。孕妇不宜多吃。

因此，我们在食用黑木耳时，要注意到这一点，最好选干品，在食用前将干木耳泡发，再食用。

益生菌

益生菌，顾名思义是有益于我们生命的体内菌群，它是能够维持人类肠道菌群平衡及对人体具有潜在健康促进作用的活微生物。

进入肠道的益生菌，一部分定殖于肠道内，维持肠道微生物菌群的平衡；另一些益生菌直接作用于人的免疫系统，通过同化作用来降低胆固醇的含量、抑制胆固醇合成酶的活性。而益生菌当中的胆盐水，在解酶方面的作用挥发中，首先完成小肠内水解后的胆盐能与食品中胆固醇发生共沉淀作用，从而减少机体对胆固醇的吸收，促进粪便排出体外。

益生菌，在促进肠道免疫刺激胸腺、脾脏等免疫器官的过程中，担负起促进巨噬细胞活性的职责，通过增强 B、T 淋巴细胞对抗原刺激的反应性，完成其特异性免疫活性的发挥，从而增强我们整个机体的免疫功能。

了解你的肠道和益生菌的亲密关系

人肠道中益生菌越多，罹患过敏性疾病的概率也就越小。在一个人体内存活着的这个庞大益生菌家族，其主要成员包括：乳酸菌、双歧杆菌、酪酸梭菌、嗜酸乳杆菌、放线菌、酵母菌等。

益生菌有助于肠道内营养的消化，当益生菌活着进入肠道时，它的生长可以促进肠道内菌群的平衡，抑制坏细菌幽门螺旋杆菌的增生，预防胃溃疡等。

益生菌还能增强免疫力，增加肠道免疫功能，预防阴道感染。值得一提的是，在益生菌家族中，乳酸菌和双歧杆菌是我们肠道内不可缺少的有益菌当中的顶梁柱。

乳酸菌是存在人体内的益生菌，可以说，我们从口腔到肠道始终都有乳酸菌的存在。

乳酸菌是能使糖类发酵产生乳酸的细菌，生活中，绝大多数酸奶中有这种菌。乳酸菌绝大多数无毒、对人无害，担负着人类体内重要的生理功能。

如果肠道中乳酸杆菌的数量减少或丢失，出现菌群失调，就可能导致一些疾病的发生；果肠道中乳酸杆菌的数量增加，体内的菌群得到平衡，就可以促进身体健康和治疗某种疾病。

由此可见，增加肠道中乳酸杆菌数量是预防和治疗某些疾病的一种重要措施。

双歧杆菌是肠道内最有益的菌群。它可以改善肠道内有益菌群的平衡，减少腐败菌数量，缓解便秘，刺激肠道蠕动，让肠道免疫力重获新生。

双歧杆菌最明显的功效是能预防癌症，我们平时所吃的油炸食品、烟熏食物等，双歧杆菌对它们产生的有害物质有很高的吸附性，由此能保护我们的肠道不被这些有毒物质侵害，从而有效地减少肠道内腐败生长，防止产生致癌物质，有效地降低癌变的概率。

益生菌——减肥美体的好伙伴

①抑制食欲，增加饱腹感：益生菌可以通过刺激CCK、GLP-1等饱腹因子的释放，以及减少胃促生长激素的分泌，从而减少食物摄入，降低体重和脂肪的蓄积。

②降低胆固醇：益生菌可以通过同化作用以及共沉淀作用减少胆固醇的吸收。

③调节肠道菌相：益生菌进入肠道内后，使失衡的肠道菌相正常化，降低肠上皮细胞的通透性，减少循环中LPS的含量，减少炎症因子，进而提高胰岛素敏感性。

益生菌——抵御糖尿病的克星

糖尿病患者，大多数体内也存在肠道菌群紊乱现象。而益生菌在调节肠道菌群比例的过程中，会使自身附着在肠道上皮的细胞上，把糖尿病人不需要的葡萄糖吸入自身菌体内，减少了糖尿病人对"糖"的负担，进而达到防止糖尿病的目的。

我们来看看益生菌对我们身体的八大好处：

①改善乳糖不耐症；②预防胃肠炎；③预防结肠癌；④防治心血管疾病；⑤合成维生素，增进营养代谢；⑥防治"易激综合征"；⑦改善肠道的功能，坚固肠道免疫屏障功能；⑧下调食物过敏症。

益生菌——预防癌症，抑制各种肿瘤生长

益生菌能抑制肿瘤生长，它所产生的一些代谢产物，如多糖、细菌素及乳酸等，在守卫人体健康方面的威力巨大。

一、益生菌通过抑制转化致癌物质产生酶，从而激活机体免疫系统，特别是巨噬细胞、NK 细胞、B 淋巴细胞的活性，抑制细胞突变。

二、益生菌降低肠道内的 pH 值，刺激肠道蠕动，使肠道内的致病菌毒素和致癌物质排出体外，降低致癌的可能性。

益生菌——如何选择和服用益生菌产品

如果我们针对某一种菌来评价，比如干酪乳杆菌，肯定是活菌比死菌好。

干酪乳杆菌，是活性乳酸菌饮料中添加的主要菌种之一，但往往因为品牌的不同，其添加的菌种、名称也各不相同，而真正决定乳酸菌活性优劣的其实是不同的菌株。

菌株是益生菌当中经过选育所得到的具有好性能的个体，好的菌株更能耐受胃液、胆汁的强酸强碱作用，使菌株以活性状态到达肠道，增加肠道有益菌的数量，起到维持人体肠道菌群动态平衡，增强人体抵御力的作用。

菌株才决定着乳酸菌产品品质高下，目前，国内乳业巨头的菌株，多直接购买国外商业菌株。

因此，我们在选择益生菌产品时，可把握以下两点：

1．选择知名品牌的益生菌，以保证产品质量。因为益生菌是培养出来的细菌，生产工艺要求较高，还要求细菌纯度高，不混杂其他细菌。

2．益生菌宜选择嗜酸乳杆菌和双歧杆菌类，因为这是目前最为熟知并经过长期食用证明是安全的菌类。

酸奶中的益生菌

益生菌，这个词源自希腊语，原意中有"有益于生命"的意思，我们喝酸奶，主要是喝它输送给我们人体的益生菌。

乳酸杆菌，不仅是酸奶的主要成分，也是酸奶益生菌的主要成分构成。它是呵护我们肠道的忠诚卫士。

酸奶的最大优点在于可以促进消化，调节肠胃。这是酸奶里的"菌"所起到的作用。

酸奶由两种菌构成，一种是发酵菌，另一种是益生菌，它们走向一起，携手影响着酸奶的营养品质与口感。

发酵菌直接影响酸奶中的营养成分，益生菌则本身具备调节肠胃的功能。

发酵菌主要是乳酸菌，常用的菌种有保加利亚乳杆菌和嗜热链球菌等。

而酸奶益生菌，它在营养学家的眼里，仅次于人体所需的双歧杆菌。

在益生菌家族里，常见的益生菌，有干酪乳杆菌、鼠李糖乳杆菌、长双歧杆菌、短双歧杆菌、婴儿双歧杆菌等，它们因具备一定的耐酸能力，即使到达肠道后，也还存在一定的活性，都具有调节肠道菌群的功能。

保加利亚乳杆菌和嗜热链球菌，是酸奶中必不可少的有益菌。嗜热链球菌是链球菌的一种，而保加利亚乳杆菌是乳酸杆菌的一种。

这两种菌，交融于酸奶浓浓的醇香，它们相互依存，一同生长着，让酸奶凝固成可人的浓稠状，释放出很好的味道。

酸奶里的活性乳酸菌，不仅保持了牛奶的钙营养，而且还产生了大量的乳糖酶成分，帮助我们消化乳糖，它还在这一过程中分解了乳糖，让那些喝不了奶制品的朋友放心饮用，这对我们的身体是非常有益处的。

看清市售酸奶品牌包装上的益生菌成分构成

益生菌，是很多酸奶制造商的营销本钱，也是目前酸奶市场炒作中最凸显其叫卖本钱的字眼儿，如"ABB""AB100""BE80""LABS""LGG""B-longum菌"等，这些字母名称，都可以在酸奶的外包装上看到。

复合 ABB 益生菌：A 菌指的是嗜酸乳杆菌，而乳双歧杆菌和长双歧杆菌则被称为 BB 菌。

这种组合调理肠胃的效果大于三种菌单独作用的总和。

AB100 益生菌优酪乳酸牛奶：多添加嗜酸乳杆菌和双歧杆菌。

这两种益生菌具有一定的耐酸能力。

LGG 酸奶：其益生菌是鼠李糖乳杆菌。

具有活性强、耐胃酸的特点，在肠道中定植时间长达两周。

LABS 酸奶：包含四种菌，即 L 为保加利亚乳杆菌、A 为嗜酸乳杆菌、B 为双歧杆菌、S 为嗜热链球菌。

其中两种为益生菌 (A、B)，两种为乳酸菌。

活力 e+ 酸奶：含保加利亚乳杆菌、嗜热链球菌、嗜酸乳杆菌和双歧杆菌四种菌。

活力 e+ 酸奶与 LABS 酸奶的菌类似。

BE80 酸奶：有一种动物双歧杆菌。

每克酸牛奶中有 10 万~100 万个 BE80 益生菌可以在肠道存活下来，是普通酸奶产品的 1000~10000 倍。

B-longum 益生菌酸奶：添加嗜酸乳杆菌、长双歧杆菌、保加利亚杆菌及嗜热链球菌四种菌。

B-longum 菌是来自婴儿体内的珍贵乳酸菌种。

值得一提的是，市售益生菌酸奶，看似菌种一样，但大部分益生菌缺乏耐酸性，良莠不齐。

实际上其中只有很少的品类菌种酸奶，如嗜酸乳杆菌、长双歧杆菌、鼠李糖乳杆菌等，由于它们耐酸性较强，能够抵抗胃液强酸，因此，它们倒能侥幸存活下来养生于肠胃。

含有益生菌的酸奶，被人喝下后，须经过胃液，才能到达大肠，而胃液的高酸环境，让缺乏耐酸性的益生菌，因为难以抵抗胃液的强酸作用，根本无法到达肠道。

大多数酸奶里的益生菌，很难达到肠道所需的营养要求，而且过分夸大了益生菌酸奶的保健功能，这也是当前益生菌酸奶普遍存在的一个事实。

乳酸杆菌

乳酸菌指发酵糖类主要产物为乳酸的一类无芽孢、革兰氏染色阳性细菌的总称。科学界认为，凡是能从葡萄糖或乳糖的发酵过程中产生乳酸的细菌都统称为乳酸菌。

在当今备受现代人青睐的乳酸菌，在当初并不被人们看好，当初很多人认为使葡萄酒变酸的罪魁祸首就是乳酸菌。

当时法国里尔的很多酒厂利用甜菜糖酿酒，但甜菜糖经常因发酵失败而变酸，影响口感，酿酒商面对酒卖不出去的巨额损失，非常恼火。此时，因为发明狂犬病疫苗声名大振于科学界的巴斯德，接受里尔酿酒商的委托，前去进行调查研究，他在酒厂的发酵槽中发现，致使酒变酸的微生物不是酵母而是完全不同的东西，检测之下，他得出这是一种全新的酸性成分，那就是乳酸菌。

科学界了解到在酶的催化作用下将葡萄糖转化成的乳酸，让葡萄酒变酸后的若干年里，人们不断认识这一酸性物质之下，又发现乳酸菌还存活于人体消化道中小肠下部，具有抑制从口而入的有害菌繁殖的作用，同时放出能量提供给自身的生命活动。

食品中所呈现的乳酸菌，是一组相当庞杂的细菌群，目前至少可分为18个属，共有200多种。

乳酸菌，除极少数外，是人体内必不可少的且具有重要生理功能的菌群，广泛存在于人体的肠道中。

在生活中，人们利用发酵后庞大的乳酸菌族群，酿制出乳酸杆菌属益生类菌，用于工业化批量生产。市售乳制品，发酵植物食品如泡菜、酸菜、青贮饲料等，都在不同程度上发挥了乳酸菌的效用。

如何正确食用乳酸菌，让肠道有效摄取营养

正确食用乳酸菌，对人体有七大好处：一、增进食品之营养质；二、去除肠内病菌；四、产生抗菌物质，增强宿主免疫力；

五、降低胆固醇含量；六、降低大肠癌之风险；七、抑制肿瘤等。

那么我们应该如何来正确食用乳酸菌呢？

1. 天天补充要跟得上：再好的乳酸菌，也无法长期久驻于肠道中，因此，要天天补，每天至少补几十亿的优质乳酸菌。

2. 最好餐后再用：用餐后，胃部的酸度较低，乳酸菌此时能活着通过胃部，到达肠道。

3. 市售商品宜慎选：要选菌种标示清楚，有卫生健康食品认证，有研究团队支持的产品。

4. 乳酸菌饮品或保健食品要有适宜的储存，因为乳酸菌不耐热，不耐氧气。

酵乳饮品适宜低温保存，饮用开瓶，要尽快喝完，不要开瓶后放在一旁不喝，也不要一点点喝，把这一瓶饮品由早喝到晚。

相应的乳酸菌保健产品也要低温保存，不可长期放于高温环境下。

正确食用乳酸菌能清除肠道垃圾，达到减肥效果

乳酸菌能调节肠道的正常菌群、提高食物消化率，而且还能帮助人体消化食物，清除肠道垃圾，从而达到减肥的效果。

乳酸菌本身没有减肥的功能，但它的确能达到减肥的效果，这是因为正确食用它后，能提高消化系统功能，从而辅助肠道代谢。它带给我们身体轻快的好身材效果，是靠调节体内菌群平衡，促进肠道蠕动，缓解便秘等一系列行为来完成的。

含有丰富乳酸菌的酸奶，为很多女性所青睐，生活中，人们饥饿的时候，喝一点酸奶，能起到缓解食欲的效果，还能达到减肥瘦身的效果。

这是因为酸奶有控制食欲的效果，具有很强的饱腹感，我们不管怎么喝，都不会发胖的。

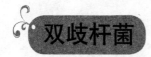

双歧杆菌

双歧杆菌，是一种在空气环境中很难存活的厌氧性乳酸菌，科学家最初发现这类菌，以 y 或 v 的分叉状呈现于婴儿肠内，并大量存在繁殖。

双歧杆菌，是营养学家很推崇的一种益生菌，也是一种十分钟情于肠道环境的益生菌。

目前的科学发现，肠道并非双歧杆菌唯一的存在地盘儿，人的牙齿缝穴和阴道以及污水等处分离出的双歧杆菌至少有 28 种。

寄生于人体肠道中的双歧杆菌有 9 种，它们是两歧双歧杆菌、长双歧杆菌、短双歧杆菌、婴儿双歧杆菌、青春双歧杆菌、角双歧杆菌、链状双歧杆菌、假链状双歧杆菌、齿双歧杆菌。

肠道双歧杆菌的数量和种类随年龄变化而变化

婴儿出生后，在最初的几天内，益生菌的菌数达到最高，以后逐渐下降，而其他肠道菌的数量不断增加。

在人一生当中，婴儿期以婴儿双歧杆菌、短双歧杆菌、两歧双歧杆菌和长双歧杆菌为主；成年期以青春双歧杆菌和长双歧杆菌为主；老年期以青春双歧杆菌、长双歧杆菌和两歧双歧杆菌为主。

双歧杆菌为肠道四类益生菌中最为重要的细菌，它不但能使人健康长寿，也有益于塑身和美容，还能控制腹泻或便秘。

当肠道双歧杆菌处于优势状态时，它们是"健康的晴雨表"，当发生菌群失调时，双歧杆菌的数量会显著下降。

双歧杆菌提高全身性的免疫力

双歧杆菌具有调节和促进免疫作用，保证整个生命过程中反复的抗原刺激。

对于儿童，双歧杆菌与免疫系统的成熟有关；对于老年人，双歧杆菌的减少与保护性免疫降低有关；而人体"自稳自制"的维持，则与双歧杆菌对免疫系统的调节有关。

在肠道微生态系统中，双歧杆菌对人体的作用如下。

婴幼儿保健：双歧杆菌对婴幼儿的保健作用世人皆知。

母乳喂养下的婴幼儿，他们肠道内的双歧杆菌能达到0%以上，生活中，那些生长发育好、抗感染能力强的小宝宝，他们健康活泼的体态，与双歧杆菌家族充足的蛋白质供应不无关系。

抗感染：在双歧杆菌占优势的情形下，人体遭受感染的机会小。

活跃于肠道的双歧杆菌，首先让肠道菌群保持正常或高效的微生物抵抗功效，它以矫捷地抵御外来有害菌的威力，凸显其在身体中的抗感染优势。

另外，双歧杆菌在肠道内还会自动启动人体免疫屏障，有效阻止病菌感染的发生，从而达到疾病与不适症状的有效预防。

免疫力：双歧杆菌对人体免疫也会自动开启护卫的屏障，让人体的体液免疫、细菌免疫，在肠道双歧杆菌军团的守护下，使得身体免疫力增强。

目前，人类发现，双歧杆菌不仅对细菌、病毒有免疫作用，而且还具备一定的抗肿瘤功能。

合成维生素：双歧杆菌能合成维生素 B_1、B_2、B_6、B_{12}，叶酸等。

双歧杆菌在生长繁殖下产生的这些维生素，是人体不可替代的营养成分。

净化环境：双歧杆菌与其他正常菌群成员一起，能净化肠道内的环境。

双歧杆菌能清除蛋白质代谢终末的有害物质，如氨、靛基质、硫化氢、酚及皂酚等，让这些有毒物质无毒化，从而间接保护了肝脏功能。

因为双歧杆菌对能产生内毒素的革兰阴性肠杆菌的繁殖有抑制作用，从而可以降低血清内的毒素水平和减轻肝脏的负担。

处理致病物质：肠道内有许多能使前致癌物质转化为致癌物的酶。双歧杆菌可使这些酶失去活性，或抑制产生这些酶的细菌，从而预防癌症的发生。

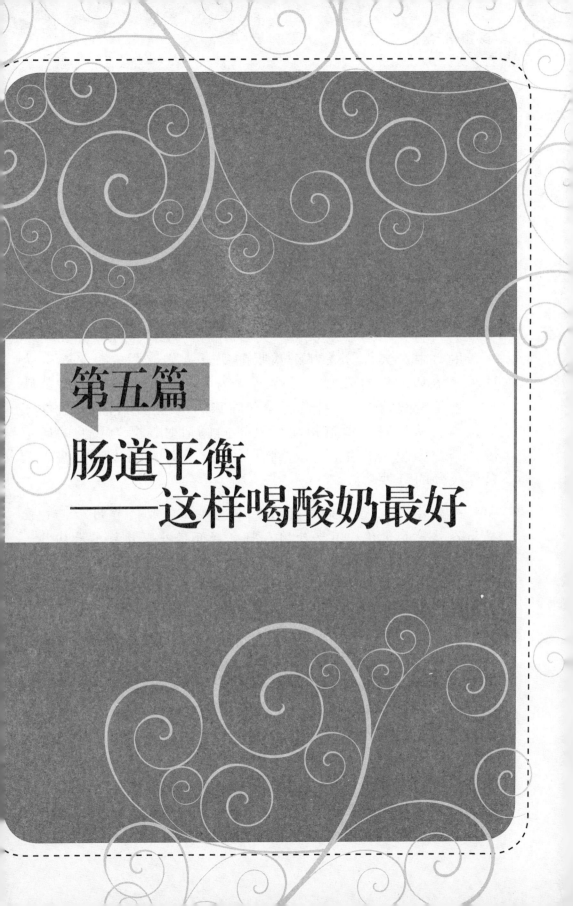

第五篇

肠道平衡
——这样喝酸奶最好

原味酸奶最好

我们每天喝酸奶，你知道酸奶为什么是"酸"奶吗？

酸奶的"酸"，是酸奶制作过程中的"酵母菌"与"牛奶"结合发酵，与各种食料原生搭配，形成有别于大众口味、在口感上释放着特殊酸味的饮品。

生活中，人们习惯把这种以酵母菌、牛奶与各种食料原生搭配之下，不添加香料、防腐剂而生产出的酸奶，称为原味酸奶。

生活中，大部分人都喜欢喝酸奶，人们喜爱它，多是因为这种半流体的发酵乳制品穿喉而过为我们留下的沁凉酸酸的味道，也正是酸奶——这种带有柔和酸味的口感里所含有的乳酸成分，当它从喉咙、食道川流而过走向肠道时，会为我们的肠道滋生繁衍大量的益生菌，起到帮助人体更好地消化吸收奶中的营养成分的奇妙功效。

牛奶原本就是营养均衡的食品，再经乳酸菌作用后，更能提高各种营养价值，不少外国人将之当正餐吃，并与水果切片、生菜色拉组合吃。

营养学家建议：成人每天至少一杯牛奶（250ml），学龄儿童每天应喝两杯，青少年及孕妇、哺乳妇则一天至少两杯为宜。

原味酸奶比较吸引人的地方，是它让酵母菌在牛奶中进行发酵所形成的天然、不添加任何成分所释放出的酸奶的优质本性。

目前市场上酸奶制品多以凝固型、搅拌型和添加各种果汁果酱等辅料的果味型为多。

它以新鲜的牛奶为原料，经巴氏杀菌后再向牛奶中添加有益菌，经发酵再冷却再灌装，因此，原味酸奶不但保留了牛奶的所有优点，而且某些方面经加工还扬长避短，成为更加适合于人类的营养保健品。

原生酸奶，不能加热喝，一经加热，活性乳酸菌会被杀死，宜现买现喝

酸奶一经加热，所含的大量活性乳酸菌便会被杀死，不仅丧失了它的营养价值和保健功能，也使酸奶的物理性状发生改变，形成沉淀，特有的口味也消失了。因此饮用酸奶不能加热，夏季饮用宜现买现喝，冬季可在室温条件下放置一定时间后再饮用。

原生酸奶，养生肠道、有益健康的六大好处

好处一：促进消化液的分泌，增加胃酸，因而能增强人的消化能力，促进食欲。

好处二：酸奶中的乳酸不但能使肠道里的弱酸性物质转变成弱碱性，而且还能产生抗菌物质，对人体具有保健作用。

好处三：防止癌症和贫血，并可改善牛皮癣和缓解儿童营养不良。

好处四：乳酸菌能合成维生素C，使维生素C含量增加。

好处五：妇女怀孕期间，酸奶除提供必要的能量外，还提供维生素、叶酸和磷酸；妇女更年期时，还可以抑制由于缺钙引起的骨质疏松症；在老年时期，每天喝酸奶可矫正由于偏食引起的营养缺乏。

好处六：抑制肠道腐败菌的生长，还含有可抑制体内合成胆固醇还原酶的活性物质，又能刺激机体免疫系统，调动机体的积极因素，有效地抗御癌症。

所以，经常食用酸牛奶，可以增加营养，防治动脉硬化、冠心病及癌症，降低胆固醇。

酸奶，原生虽好，但也有它的禁忌人群

一是胃酸过多之人，则不宜多食；二是胃肠道手术后的病人、腹泻或其他肠道疾患的患者忌食。

自制老酸奶

传说，当年佛祖在斋戒冥思时，由于禁食较长，佛祖渐渐失去知觉。危急时刻，一位妇人给佛祖端来一碗她制作的酸奶，于是佛祖恢复了知觉。这样，佛经认为酸奶是最有价值的食品。

其实，生活中家庭制作酸奶的历史非常悠久，人类制作酸奶的历史至少有5000年，历史上最早制作酸奶的是保加利亚人。

很久以前，生活在保加利亚的色雷斯人过着游牧生活，他们身上常常背着灌满了羊奶的皮囊，带着羊群在大草原上放牧。由于外部的气温，加上人的体温等的作用，皮囊中的羊奶常常变酸，而且变成渣状。当他们要喝时，就常把皮囊中的奶倒入煮过的奶中，煮过的奶也会变酸。这就是最早的酸奶。

酸奶在影响意义非常广大的《圣经》和《古兰经》中，都有记载。历史上，当年古罗马皇帝和成吉思汗，都曾经命令他们的士兵携带一定的酸奶，以保证士兵的身体健康。

中国人制作酸奶也有很长的历史，北魏时期的《齐民要术》中就记载了古代人靠天然发酵制作酸奶的技术。

100年前，风靡西方的酸奶制作技术，开始进入中国的大众生活，酸奶作为商品出现于城市之际，也影响到了很多的中国家庭，他们结合市售酸奶，通过牛奶发酵，制作出十分纯正的老酸奶。

直到今天，有很多人还能想起小时候喝到奶奶或妈妈亲手制作的那口酸奶，还有很多家庭沿袭着一年四季制作老酸奶的传统。

养生肠道——自制传统老酸奶的原理、方法

传统老酸奶是固态酸奶，它是将鲜奶直接倒入瓷器或者玻璃容器中发酵而成的。这种方法制作的酸奶没有加任何凝固剂，

而是牛奶蛋白质的一种特殊凝胶状态。

这种酸奶添加剂含量较少，奶质较高，其制作手段常常利用身边食材果品与牛奶搭配，显得灵巧、便利，因为从制作到饮用的时间更短，酸奶饮用的新鲜感便得到了最大的保障。

让肠道住满益生菌——正宗老酸奶的制作方法：

方法一：酸奶机制作正宗老酸奶

食材主料：牛奶1000ml

辅料：酸奶发酵粉3g

工具：酸奶机一台

制作步骤：

1. 做好准备。
2. 酸奶机内胆用热水烫过。
3. 打开酸奶发酵粉，倒入酸奶机内胆中。
4. 倒入少量的牛奶。
5. 搅拌均匀。
6. 把酸奶粉拌到没有小颗粒后，倒入全部的牛奶。
7. 全部牛奶倒入后，再次搅拌均匀，放入酸奶机内。
8. 盖上内盖。
9. 如果天冷，为了更好地制作酸奶，往酸奶机内注入适量的热水。
10. 盖上外盖，通电，约8小时后酸奶就做成了。
11. 自己做得非常稠厚的酸奶。
12. 营养、安全的酸奶。

方法二：日常厨具制作正宗老酸奶

食材主料：纯牛奶500ml

辅料：原味酸奶125ml或乳酸菌5g

工具：电饭锅、带盖瓷杯、勺子、微波炉

　　亦可以选用其他方法加热牛奶，但用微波炉不仅速度快，而且好加热温度。

　　制作步骤：

　　1.将瓷杯连同盖子、勺子放在电饭锅中加水煮开10分钟消毒。

　　2.将杯子取出倒入牛奶，七分满，假如牛奶为新开封的，其本身的消毒已做得非常好了，就可以不用煮开消毒，可将牛奶放入微波炉加热，以手摸杯壁不烫手为度。

　　3.在温牛奶中加入酸奶，用勺子搅拌均匀，盖盖。

　　4.将电饭锅断电，锅中的热水倒掉，将瓷杯放入电饭锅，盖好电饭锅盖，上面用干净的毛巾或其他保温物品覆盖，利用锅中余热进行发酵。

　　5.8～10小时后，酸奶就做好了。如果是晚上做的，第二天早晨就能喝到美味的酸奶了。

　　家庭制作的老酸奶与市售的酸奶相比，较稠厚，但绝对能够让人在饮用上放心。

　　真正的老酸奶只要稍微用力搅拌，就能让看似坚实的凝胶变成液态的奶。

谷物粗粮酸奶

全新的、纯谷物的、营养健康价值较高的粗粮谷物奶，多通过牛奶中加各种豆类、燕麦、小麦、玉米等杂粮的浓浆，添加菌种和稳定剂发酵而成。

谷物粗粮酸奶，能增加饱腹感，延长维持能量，当它转化为完全乳化的、非常稳定的、凝聚丰富天然营养素的粉末状的酸奶时，将成为当今"爱酸奶"一族的新选择、新方向。

由谷物粗粮发酵而成的酸奶，遵循"五谷为养"的膳食理念，将蕴含丰富营养素的天然谷物有机搭配，满足了人体所需的七大类营养素，在营养上实现了全面和均衡。

谷物粗粮酸奶中益生肠道的蛋白质中的氨基酸

通过谷物等粗粮与牛奶发酵而成的酸奶，含有丰富的高效性价比蛋白质和氨基酸，可有效提高食品的营养价值。

粗粮谷物酸奶的蛋白质均为优质蛋白，含有人体所需的八种必需氨基酸和十几种非必需氨基酸，且氨基酸比例均衡，可满足人体每日所需。

蛋白质分子经谷物内源酶初步酶切后，更易被人体吸收和利用。

谷物粗粮酸奶中益生肠道的不饱和脂肪酸

谷物酸奶，内含丰富的不饱和脂肪酸，特别是油酸、亚油酸、α-亚麻酸的含量丰富，具有多项营养保健功能。

谷物酸奶一能降低人体血清中的总胆固醇含量；二能降低血脂和血液黏度；三能促进血液循环，从而预防高血脂、高血压、高血糖等疾病，从而提高脑细胞的活性，增强记忆力和思维能力。

谷物酸奶中的功能因子在增强人体免疫力、延缓衰老、抗疲劳、消除亚健康等方面，具有重要作用。

谷物粗粮酸奶中益生肠道的维生素

谷物酸奶中还含有丰富的维生素、矿物质及其他功能成分，所含的天然维生素包括B族维生素、维生素E、叶酸等。含有的矿物质包括钙、镁、锌、铁等。

另外，谷物酸奶中还含有大豆低聚糖、大豆卵磷脂、大豆异黄酮、皂甙等功能因子。

谷物酸奶的原料来自大豆、大米、小麦等谷物的浆汁，直接加工成植物奶，不添加任何香精，味道纯正自然。因此，谷物酸奶拥有以往市售酸奶所没有的谷物营养和独特口味。

无糖酸奶

无糖酸奶，是糖尿病等高糖人群所喜爱的饮品，适当食用低脂无糖的乳制品，能改善身体情况。

喝牛奶好，喝酸牛奶更好，谁都知道。但那些发胖发福到不愿意过多摄入糖分的糖尿病朋友，会为选择牛奶发愁，无糖酸牛奶因为不增加血糖，会让很多人眼前一亮。

市售的无糖酸奶，与普通酸奶比，有以下两点不同之处。

其一原料中特添加木糖醇，可以避免血糖的升高；其二增强了肠道功能，提高人体免疫力，并促进人体吸收，改善新陈代谢，对婴幼儿特别合适。

无糖酸奶：营养更全面、更易吸收

市售无糖酸牛奶，多是新鲜牛奶经过乳酸菌发酵，在玻璃瓶里直接发酵凝固成的凝固型酸奶，成品中保持了凝乳状态。

无糖酸奶与鲜奶从营养价值来说，两者差异不是很大，都是钙的最佳来源，也是蛋白质、维生素 AD 和 B 族维生素的好来源。

从保健效果来说，无糖酸奶更好。它有调节免疫、预防肠道感染疾病、改善胃肠功能的作用。

无糖酸牛奶含有大量的、有益的、活性的益生菌，营养比牛奶更丰富更全面。经过乳酸菌发酵之后，牛奶中的乳糖、蛋白质等营养物质，被分解成乳酸等，或被预消化，产生了很多活性物质，使得牛奶中的营养物质更容易被人体吸收。

糖尿病等高糖人群怎么看无糖酸奶

鲜奶在发酵成为酸奶的过程中，一部分乳糖会转化为乳酸等代谢产物，但并非完全转化，仍有部分残留，如此看，市售和家庭制作的无糖酸奶，又不能算作绝对的"无糖"酸奶。

因此，需要根据自己的体质情况，决定自己的日常饮用量。

市售的普通酸奶，在加工过程中，往往添加蔗糖和其他添加剂，市售的无糖酸奶，多添加了含淀粉成分的增稠剂，因此，标注为这一类成分含量的，不适合糖尿病人经常食用。

饮用酸奶，应计算一个人每天产生的热量，如果平时有每天喝牛奶或豆浆的习惯，可以以相应的酸奶量替换牛奶和豆浆的量。

服用二甲双胍的糖尿病人，最好不要每天都喝酸奶。

因二甲双胍会产生乳酸，饮用酸奶也会产生乳酸，容易使体内乳酸堆积，导致乳酸性酸中毒，可以作为改换口味的奶制品，适时适量饮用。

适宜可口的无糖酸奶怎么选

1. 酸奶发酵后若产生大量气体及恶臭喷味，表示水源或奶粉受污染，应丢弃不用。

若出现酸味呈白黄色光泽"豆腐脑"状，则表示发酵良好。

2. 打开一盒酸奶后，没有成为像豆腐脑样的品质，而像胶水样黏稠状且很有弹性，则酸奶没有制成功。

这可能是因为：一菌粉没有活性，被高温烫死；二消毒不彻底。

3. 酸奶有颗粒或小块状，则说明是搅拌不够充分和均匀的结果。

4. 发酵时间会受环境、温度及原料初始温度的影响。

环境温度低或用冷藏的牛奶制作时须适当延长时间，但最长不超过 14 小时；用纯酸奶做发酵源最长不超 10 小时。

5. 为缩短发酵时间和提高温度均匀性，可在发酵的牛奶内加 40~60℃的温水。

这样制作出的奶，会在口感上更加细腻。

6. 酸奶最好能在 3 天内食用，因为酸奶中的乳酸菌在这段时间活性最高。

7. 优质的酸奶，它当中会衍生出一些淡黄色液体。这为乳清，有较高营养，不能丢弃。

🍃 无糖酸奶，家庭制作的几种方法

4~5 人份——无糖酸奶家常配兑制作

备料：液体牛奶 2 小盒，各 500ml；菌种半小包（0.5g）；木糖醇 10g

步骤、做法：

1. 准备好酸奶机及原料。

2. 取出酸奶机内胆，内胆和盖都用开水烫两遍，冷却待用。

3. 将牛奶、菌种和木糖醇都倒入内胆塑料盒中，搅拌均匀。

4. 盖好内胆盖，将内胆放回酸奶机，盖好酸奶机盖，通电 12 小时。

5. 打开内盖观察酸奶凝固成形后，即可取出，稍微凉一会儿，放至冰箱冷藏 4 小时，即可取出食用。

6. 做好的酸奶可立即食用，但是要获得最佳口感，可入冰箱冷藏钝化。24 小时后，酸奶香味纯正，口感极佳。

7. 调味。酸奶在食用前，可根据自己的口味添加水果汁、蜂蜜等。

如果"三高"人群和癌症患者食用，则建议无糖无添加。

　　做好的无糖酸奶口感是淡淡的，没有明显的甜味，糖尿病人可安心适量地吃。

　　这里说说制作无糖酸奶时，具体的木糖醇使用。

　　木糖醇是一种从植物中提取出来的天然甜味剂，在体内新陈代谢不需要胰岛素参与，又不使血糖值升高，是糖尿病人安全的甜味剂、营养补充剂和辅助治疗剂，也是防龋齿的最好甜味剂。

　　1. 木糖醇用量要掌握好，少了酸奶口感太酸，多了"甜"会不太可口。

　　木糖醇过量，会使无糖酸奶产生一种有别于蔗糖的不太可口的甜味。

　　经过多次试验配比，500ml 牛奶放 8~10g 木糖醇为佳。

　　2. 木糖醇易被胃酶分解而直接进入肠道。

　　过量食用对胃肠有一定刺激，可能引起腹部不适、胀气、肠鸣、腹泻。

　　一天摄入的上限是 50 克。

　　3. 从外观上看，木糖醇几乎无法与蔗糖区分开来。

　　从口感看：木糖醇有点清凉的口感，而蔗糖没有。
　　从安全使用看：正规卖场内买正规包装的木糖醇产品相对安全。

酸酪乳

酪乳，是由带有浓烈味道的牛奶而非由黄油制作而成的，它在乳酸菌发酵的情形下，会产生大量的益生菌。

一杯酪乳，它所传输给你的热量，你会想不到低得很惊人。

一杯低脂酪乳的热量仅有98卡路里，还为我们提供日常所需钙质的28%和8克蛋白质。

这么好的东西，我们食用它，可得用心了。一是要知道烹调酪乳时，它会杀死其中的益生菌，二是用它烘烤的饼干就没有营养功效了。

从酪乳到酸酪乳——最营养肠道之经略

怎么办？直接饮用，或者在冷汤、自制沙拉酱和调羹中加入调味。

想想，在一个闷热的夏天，你喝上这样一杯冰凉透心的浓香牛奶，让醇厚的乳香在舌间缓缓流过，这种浑身透彻的畅快，真是种享受。

眼下，牛奶丰富的营养价值，愈来愈受到重视。很多人已不再只把牛奶当成一般性饮料，而把它当做日常补充营养的必需品。而市面上顺应消费者对牛奶的健康需求，已经推出各式营养素强化的鲜奶，包括添加维生素、高钙、高纤、DHA等。

酸酪乳是由牛奶发酵而成，它比鲜奶多了健胃整肠的功能，健康概念更为凸显，从市面上养乐多、健健美、AB酸奶、益寿酪、优沛蕾、尤物、优酪等一些品牌新贵看，愈来愈受追捧。

经略1：酸酪乳必须冷藏保存，至于经加热杀菌，持久发酵乳者，则不含活性乳酸菌。

经略 2：应养成仔细研究产品上食品标志的习惯，并多方比较，再依需要购买。

经略 3：如果您饮用酸酪乳，是为了获得乳酸菌的生理保健功能，选购时应注意排除制造过程经灭菌处理、不含乳酸菌的产品。

经略 4：乳酸菌耐不住胃酸，吃进去不一定全部存活，幸存者数目必须足够才能发挥作用，所以应持续地喝。

🍃 酸酪乳——最营养肠道的消化与吸收

酸酪乳是将生乳杀菌后，加入特殊的乳酸菌种发酵而成，其发酵程度不同。

酸酪乳分液状及半固态状，乳酸菌将生乳中 30%～40%的乳糖代谢为乳酸，乳酸提供酸酪乳清爽的酸味，乳蛋白及乳脂分解成较一般生乳易消化的低分子成分，使得酸酪乳的营养更容易被人体消化吸收。

成年人、老年人，普遍对奶品消耗量不足，使得消化系统中乳糖分解过少，只要一喝牛奶就会因为乳糖不消化，在肠道中发酵，引起腹胀、腹泻等不舒服的现象。但喝酸酪乳，就不会发生这种情况，这是因为其中的部分乳糖已被发酵为乳酸，且酸酪乳中所含的活性乳酸菌分泌出的乳糖分解酵素，可在消化系统中分解乳糖，克制乳糖不耐症。

因此，酸酪乳是绝佳的牛奶代替品。

🍃 酸酪乳亲和厨房食材的 N 种变身术

酸酪乳，在我们的日常使用中非常亲和，它不但能够单独食用，而且还能与其他食材搭配，凉拌之下更能发挥出它的营养价值。

变身1：山药酸酪乳——修炼好身材的绝妙搭配

这道菜品，有两种制作方法：

第一种：选用新奇的山药30g，切块后煮熟至松软捞出，放凉后加入半杯酸酪乳凉拌即可食用。

第二种：用优等的山药粉15g，放入整杯酸酪乳中进行搅拌，均匀后直接饮用。减肥的功效和养生的作用都是一样的，可以根据自身口味选择。

酸酪乳是经过发酵的乳品，不仅蛋白质含量丰富，还能清理肠道中的有害物质，增加益生菌的数目，搭配山药食用有内外调理的作用。脾胃调理好之后，身体的正常代谢就会运转起来，肠胃变得健康之后，毒素也不会再堆积，而且腰腹部的赘肉也会很快被分解掉。

变身2：酸酪乳拌马铃薯

选中型马铃薯2个、青椒1个、芫荽3大匙。

备调味料：原味酸酪乳4大匙，柠檬汁1大匙，盐、辣椒粉、白胡椒粉各少许

做法与步骤：

1.马铃薯洗净，连皮切成块状放入蒸锅蒸熟后，取出放凉备用。

2.青椒去籽洗净切成像黄豆般的小丁，芫荽洗净切成约半厘米的小段。

3.取容器放入所有材料、调味料，拌匀即成。

红薯富含膳食纤维，具有阻止糖分转化脂肪的特殊功能；可以促进胃肠蠕动和防止便秘，用来治疗痔疮和肛裂等，对预防直肠癌和结肠癌也有一定作用。

相信它与最营养我们肠道的酸乳酪搭配，一定会更利于我们的肠道清洁与健康。

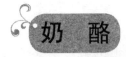

奶 酪

奶酪，在美食王国中，也是一个隆盛丰颐的家族。而在欧美，奶酪作为美食精神的象征，融入历史文化，也融入人们的日常生活中，成为滋养人们生命营养所需的重要美食之一。

新疆，罗布泊，小河墓地，微笑千年的美人，随着中国考古工作者的深入挖掘，小河墓地的考古发现让世界震惊。2014年，距小河墓地考古被评为"2004年中国十大考古发现"，十个年头已经过去了，但中国科学院大学科技史与科技考古系副教授杨益民对于小河墓地的文化研究仍在继续，首先引起他注意的，是木乃伊颈部和胸部散布的淡黄色块状物，及其腰侧随葬草篓中大量的颗粒状物质，他和他的课题组研究团队同德国马普学会分子细胞生物学与遗传学研究所质谱中心舍甫琴科夫妇合作，借助红外线、有机元素和蛋白质组学的综合分析，发现块状物和颗粒状物质是中国境内最早的奶酪制品。

随后的研究表明，这些奶酪在制作过程中并未使用常见的凝乳酶，而是使用乳酸菌和酵母处理牛奶，首先制作成一种特别的发酵乳——开菲尔，再经过一定程度的脱脂处理和乳清分离，最后得到开菲尔奶酪。

罗布泊小河墓地千年没入墓里的那些奶酪，可将人类制作奶酪的历史追溯到3600年前。

古人制作奶酪，最初是人们在丰收年时，为歉收年保存食品的一种手段，后来奶酪才成了颇受人们喜爱的一种日常食品。

奶酪，因为历史久远，在世界各地伴着人们的优雅生活，以形形色色的品类，形成人们追捧的美食消费选择。

在法国，有400多种奶酪，有名的如布里奶酪、卡门培尔奶酪和罗克福尔奶酪。而在瑞士，格吕耶尔奶酪与埃门塔尔奶酪，也享有盛名。在英国，它的切德奶酪、柴郡奶酪和斯第尔顿奶酪等品牌，受到人们追捧。而在意大利，这个国度的帕尔梅森奶酪和戈尔贡拉佐拉奶酪，也是当地人的可心佳品。总之，风行于世界各地的形形色色的奶酪，成为人们生活中滋养健康生命的不可替代的一口美食。

奶酪益生菌在肠道存活下来，为你的健康加油

奶酪的浓度比酸奶高，近似固体食物，多是用牛奶、羊奶或者其他动物奶制作的食品，也叫干酪、芝士。

奶酪与酸奶一样，都需要经过发酵这一过程，多由乳酸菌将牛奶制作成酥酪后，发酵数天、数周甚至数年而形成的，而在这一过程中也造就了丰富的、具有保健作用的乳酸菌。

奶酪之所以如此受人青睐，除了它在口感方面颇具吸引力外，还因为它有诸多养生功效。奶酪中含有大量人体所需的营养成分和微量元素。

钙——享有"生命元素"之称，是生物体的重要组成元素。

磷——是生命活动不可缺少的元素，牙齿、骨骼和DNA中都含有磷。

维生素——是人和动物所必需的微量有机化合物，对机体的新陈代谢、生长、发育、健康有极重要的作用。奶酪中的维生素A尤其丰富。

此外，奶酪中还含有丰富的镁、钠、钾、脂肪、蛋白质和其他一些人体必需的营养成分，其营养价值比牛奶和酸奶都要高。

市售奶酪，那些标明含有"活性物质"的白软干酪也含有益生菌。而我们在平日的零食中添加30克软干酪或者1/2杯白软干酪，还可获取额外的蛋白质和钙质。

奶酪也有各种各样的吃法。除了用于制作西式菜肴，奶酪还可以夹在面包、饼干、汉堡包里一起吃，或与沙拉、面条拌

匀后食用，还可以当做休闲食品，切成小块配上红酒直接食用。奶酪是一种颇受人们喜爱的奶制品。

轻松、简单，家庭手工自制鲜奶酪

鲜奶酪，多通过在牛奶或羊奶里加酵头，直接让牛奶或者羊奶凝结，然后去除部分水分制成的。

材料：牛奶、酵头、凝乳酶

牛奶：要选全脂牛奶，最好是有机牛奶，或巴氏杀菌奶和直接来自牧场的鲜奶。

牛奶，提前煮沸杀菌，冷却后即可使用。

酵头：乳酸菌、凝乳酶，其作用是使牛奶凝结。

牛奶凝结后分为固体与液体两个部分，其中固体部分称为"凝乳"，也就是鲜奶酪，液体部分称为"乳清"。

制奶酪的酵头，可以是鲜奶酪或酸奶，也可以是自制奶酪时产生的乳清。

不过，后者只能使用一次，之后如果想继续制作奶酪，就必须用购买的奶酪或酸奶当酵头了。

凝乳酶是小牛的胃里产生的一种消化酶，能够帮助还在吃奶的小牛将牛奶在胃里凝结起来。

凝乳酶：可以用柠檬汁或白醋代替，但是白醋会给奶酪增添一种特别的味道。用化学方法制成的凝乳酶也可以。

牛奶与酵头比兑：1升牛奶需要5~6滴凝乳酶，也就相当于1个小柠檬挤出的柠檬汁或是30毫升白醋。

通常情况下，凝乳酶放得越多，牛奶会变得越酸，凝结效果也会越好。

制作与步骤:

1. 将牛奶加热至某一温度。

2. 往牛奶中加入提前用少许牛奶拌好的酸奶或者新鲜奶酪。根据不同的要求，有时会提前加入凝乳酶或柠檬汁、白醋。之后轻轻搅拌牛奶，如果加了凝乳酶，搅拌宜轻缓。

3. 让牛奶在常温（最低 20℃）下凝结。温度过低的话，凝乳酶与乳酸菌将无法正常发挥作用。

4. 沥干已凝结的牛奶。

此时花费的时间与奶酪的种类有关，也与我们要求的奶酪湿度有关。

沥干的工具，要选极小的网眼筛子，下边置放容器，用于收集筛子上滴下的乳清。

沥干步骤宜在冰箱中进行。

超市里选益生菌乳制品

要知道，"乳酸菌饮品"和"乳酸饮品"不一样！

益生菌乳制品，市售种类繁多，分乳酸菌饮品和益生菌饮料。

我们要明白这样一个理儿，其中的饮品类，多为调制而成，不经发酵，自然也就没有乳酸菌，没有健肠效果，它只是普通饮料里的一类。

专家建议：乳酸饮品，儿童不要过量饮用，以免影响正常饮食。

而乳酸菌饮料，却是以鲜奶或乳粉为原料，经乳酸菌培养发酵制成的。

还有一个问题，那就是有"乳酸菌"的情况下，就一定对我们的身体有作用吗？

其实，市面上很多标注为乳酸菌饮料的产品，并不含有活菌，这实际上是看这些产品的"菌"处理工序，生产线上的乳酸菌饮料，按是否经过杀菌处理，又分为活性乳酸菌饮料和非活性乳酸菌饮料。

事实上，能在人体肠道发挥显著作用的应当首选活性乳酸菌饮料。

超市选购乳酸菌产品，需要看这三样：

一、优质的乳酸菌饮料，是以其能够活着到达肠道发挥营养效应为衡量的。

市售乳酸菌饮料，大多活性强，数量多，在低温储藏下，乳酸菌能以鲜活营养成分到达肠道，而从口腔到大肠，在这段长途跋涉中，并不是所有的菌群都能经过严酷的考验，特别是胃酸和胆碱这两关。

　　我们知道，人体胃液 pH 值低，大约为 2，这既抵挡了外来有害菌进入肠道，但同时可能也阻止了一些有益的乳酸菌进入肠道，所以耐酸碱的"菌坚强"成为衡量乳酸菌活着到达肠道的首要标准。

　　二、看活菌到达的数量，选购时，要看真正能到达肠道的活菌数量。

　　按照国际标准是含有的活菌数至少需要 1000 万 / 毫升，而高品质的活性乳酸菌饮料，比如养乐多，含有的活菌数能高达 1 亿 / 毫升，并且在人工胃液的实验中证明可以活着到达肠道，从而保证能有足量的乳酸菌在肠道内发挥有益作用。

　　三、一定要选低温储藏下的乳酸菌。

　　为了确保乳酸菌的活性，对于产品的保存温度和时间都有苛刻的要求，一般乳酸菌菌株保持最佳活性的温度为 2~10℃。

　　乳酸菌饮料，从生产、制造、运输，到售卖环节建立全程低温链条。

　　这里，建议消费者选择到大型正规的商超去购买，买回家后也一定记得放入冰箱冷藏并及时饮用。

超市选养肠的酸奶

酸奶可增强人体免疫功能，常饮用酸奶能促进肠道运动，缩短食物口至肛转运时间，软化酵解结肠内容物，增加粪便排泄量，预防便秘发生，有益于预防结肠癌。

酸奶是一种营养丰富、有益健康的美味食品，可以做早餐、晚点，也可把酸奶当成健康零食。

市售酸奶的种类很庞杂，酸奶与鲜奶从营养价值来说，两者差异不是很大，都是钙的最佳来源，也是蛋白质、维生素 AD 和 B 族维生素的好来源。从保健效果来说酸奶更好，有调节免疫、预防肠道感染疾病、改善胃肠功能的作用。

选对酸奶，知道哪一类酸奶能为我们输送更需要的营养

酸奶选择→最天然的老酸奶，营养成分也最高

市面上的"老酸奶"产品，为凝固型"奶冻"型酸奶。

选购酸奶，宜优先选择原味酸奶或传统老酸奶。这类酸奶一般不添加任何香精、增稠剂、凝固剂，是最天然的，加上对奶源质量要求也最高，因此营养也最高。

市售的一些酸奶，有些虽标注原味酸奶，但含添加剂。所以选购原味酸奶，应该留意看配料表，原料种类越少越好。

酸奶营养→与浓稠度没有关系

二者之间，实际上，没有直接关系，它只与制作方法密切相关。

根据制作方式不同，酸奶分为凝固型和搅拌型。

传统的玻璃瓶和瓷瓶装的酸奶就属于凝固型酸奶，这种酸奶口感浓稠。

平日人们常喝到的果粒酸奶都属于搅拌型酸奶，相对来说

比较稀薄。

酸奶口感→凝固型和搅拌型→哪一类更好？

口感好的凝固型酸奶，营养并不比搅拌型酸奶好，搅拌型酸奶颗粒细腻，更利于消化。

有的搅拌型酸奶为了增加浓稠度，会在制作过程中加入一些增稠剂。常见的是明胶和膳食纤维，明胶是蛋白质胶体，易被人体吸收。膳食纤维包括海藻胶、果胶、植物种子胶等，它们有助于消化，而且没有热量，对人体有益无害。与凝固型酸奶相比，搅拌型酸奶的风味更好，营养更全面。

值得一提的是，有些增稠剂是淀粉水解产生的糊精、改性淀粉，这类增稠剂含糖量高，会导致血糖升高。

酸奶放置→宜选低温冷柜中的产品，家庭宜低温储存于冰箱中

超市选酸奶，一定要选择放置在低温冷柜中的产品，这样才能保证产品的新鲜安全。

选购接近保质期的促销产品，切不可贪图便宜大量购买，避免食用过期酸奶。

由于购物途中，酸奶短暂脱离冷链是不可避免的，因此，回家后应尽快饮用或放入冰箱，避免长时间放置在室温下。

用对酸奶，用它益生我们的好处，为健康的生命加油

酸奶中含大量有益于人体的益生菌，一能促进肠道健康，二能防治腹泻，增强糖尿病患者的免疫力。

酸奶→乳酸菌→抑制、减弱腐败菌在肠道中产生毒素

酸奶最营养的成分是酸奶里的乳酸菌，不仅能分解牛奶中的乳糖，产生乳酸，使肠道的酸性增加，而且还会有抑制腐败

菌生长和减弱腐败菌在肠道中产生毒素的作用。

酸奶→激活身体维生素（B 族维生素）产生

酸奶，不仅保留着鲜奶的全部营养成分，它发酵产生的乳酸菌，还能促进人体营养所需的多种维生素的产生，如 B 族维生素。

酸奶→我们最好的钙营养补充源

一般情况下，饮用 150 克酸奶，可满足 10 岁以下儿童所需的一天钙量的 1/3，成人钙量的 1/5。

鲜奶中钙含量丰富，经发酵后，钙等矿物质都不发生变化，但发酵后产生的乳酸，可有效地提高钙、磷在人体中的利用率，所以酸奶中的钙、磷，更易被人体吸收。

酸奶→高含量的脂肪酸能更好呵护肠道

酸奶脂肪酸比鲜奶增加 2 倍，会使得酸奶更易消化和吸收，对乳糖消化不良的人群，吃酸奶也不会发生腹胀、气多或腹泻现象，而且各种营养物质的利用率也会提高。

浓稠不是决定酸奶质量好坏的标准。我们在购买酸奶时，要注意以下几点：

1. 要根据需要仔细看营养标签，选择蛋白质含量高的。
2. 要根据口味需要选择类型。
3. 要尽量购买大品牌产品。

喝对酸奶，让进入肠道的乳酸菌找到孕生健康的落点

酸奶怎么喝，时间、火候怎么把握呢？营养学家告诉我们：空腹不宜喝酸奶，饭后喝最标准，不宜加热。

宜饭后喝酸奶：此时胃液被稀释，pH 值会上升到 3~5，这种环境很适合乳酸菌的生长，饭后 2 小时内饮用酸奶，效果会

最佳。

空腹时不宜喝酸奶：1.人的胃液酸碱度在 pH 1~3 之间，空腹时的 pH 值在 2 以下；2.酸奶中活性乳酸菌生长的酸碱度值在 pH5.4 以上，空腹时喝酸奶，乳酸菌就会很容易被胃酸杀死，其营养价值和保健作用就会大大降低。

酸奶不能加热喝：酸奶一经蒸煮加热，其物理性状也会发生改变，而且还会产生分离沉淀，不仅口味和口感打折，而且所含的活性乳酸菌，也会被杀死，其营养价值和保健功能便会降低。

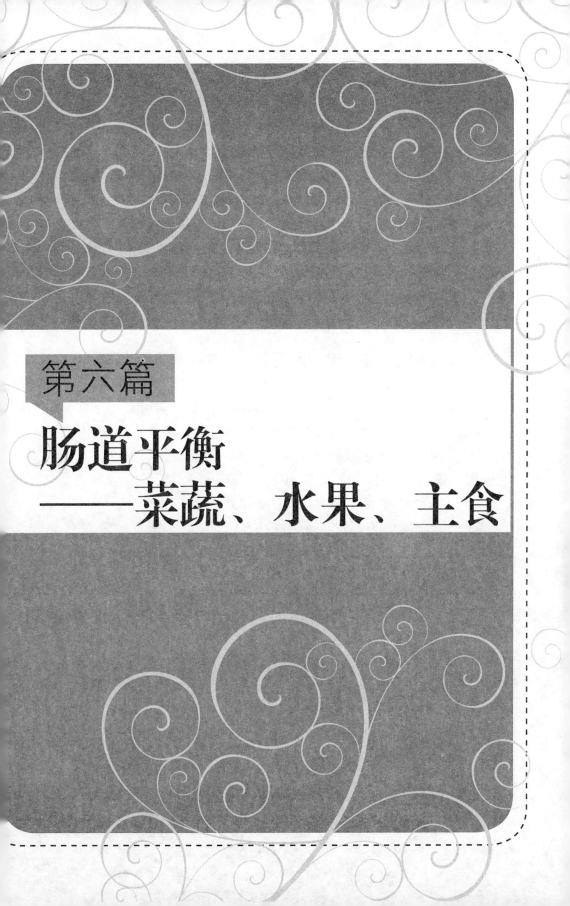

第六篇

肠道平衡
——菜蔬、水果、主食

肠道讲求收支平衡

肠道——这个人体内最大的微生态世界里，它以收支平衡形式，要求我们平衡膳食，多吃粗粮、水果、蔬菜，而且在日常还提示着我们要想肠道健康就应尽量保持原有的规律生活。

首先膳食平衡——常吃粗粮，温和饮食

逢年过节，饮食规律特别容易被打乱，进食、排便、休息没有一定规律，这对于肠道平衡来说可算是大忌。

一个人平时生活中，忙起来，往往是早午餐合并，伴随着这种情形，还外出应酬多，顿顿不吃主食，搞得几天都无"便"可排；加上娱乐、交往之下的作息时间变化，自然会影响到消化。

爱玩，爱南北东西旅行，有的甚至是长途行走的"驴友"，很多时候，他们担心找不到卫生间，就不喝水，少喝水，加之一路的神经性紧张，肠道消化规律也会打破。

总之，现代人，尤其是都市上班族，大部分人早餐吃得紧张，中餐吃得匆忙，而晚餐很多时候，吃得又太晚太丰盛，也违背正常的肠道消化规律。

以上诸种人，诸种情形，反映出很多人不同生活状态之下身体正常"收支"失衡所引发的肠道紊乱现象。如此情形，加之现代人普遍地吃大鱼大肉，精米精面，膳食营养摄入失衡，会导致我们的身体发生排泄问题，交替"便秘"之下，都会导致肠道有害菌增加，影响肠道的平衡，会让身体毒素积累，引发病变。

正常状态下，一个健康人的饮食，它的膳食结构是平衡的，表现在一日三餐定时、定点，体现出合理的粗细搭配。

这是我们享受日常美食保持膳食结构平衡的最基本的原则。

五大类食物——粗细营养搭配平衡你的肠道力

《中国居民膳食指南》将食物分为五大类：

第一类为谷类及薯类，谷类包括米、面、杂粮，薯类包括马铃薯、甘薯、木薯等，主要提供碳水化合物、蛋白质、膳食纤维及 B 族维生素。

第二类为动物性食物，包括肉、禽、鱼、奶、蛋等，主要提供蛋白质、脂肪、矿物质、维生素 A、B 族维生素和维生素 D。

第三类为豆类和坚果，包括大豆、其他干豆类及花生、核桃、杏仁等坚果类，主要提供蛋白质、脂肪、膳食纤维、矿物质、B 族维生素和维生素 E。

第四类为蔬菜、水果和菌藻类，主要提供膳食纤维、矿物质、维生素 C、胡萝卜素、维生素 K 及有益健康的植物化学物质。

第五类为纯能量食物，包括动植物油、淀粉、食用糖和酒类，主要提供能量。动植物油还可提供维生素 E 和必需的脂肪酸。

谷类食物为中国人传统膳食的主体，也是人体能量的主要来源，更是最经济的能源食物。成年人，每天摄入 250~400g 为宜。

坚持谷类为主，符合中国人的膳食传统与体质，避免高能量、高脂肪和低碳水化合物。

要注意粗细搭配，经常吃一些粗粮、杂粮和全谷类食物。

一个成年人，每天最好能吃 50~100g 稻米，而小麦不要研磨得太精，否则谷类表层所含维生素、矿物质等营养素和膳食纤维大部分会流失到糠麸里面。

高脂肪肉食：目前，大多家庭肉食消费，已超过了谷类的消费，这类膳食脂肪过高，而膳食纤维过低，对一些慢性病的预防不利。

粗细搭配——让粗粮变成排泄的肠动力

粗粮食品：土豆、番薯、芋头等食品富含膳食纤维的食物。

这些从土里"刨"出来的食物，不仅能促进肠道蠕动加快粪便排出，还能抑制肠道内有害细菌的活动，对于肠道内微生态环境的稳定大有益处。

不爱吃土豆、番薯的人，可以食用糙米、燕麦等粗粮食物，或豆类食品来增加膳食纤维的摄取量。

日常饮食要多摄取高纤食物：菠菜、芹菜、芦笋、枣子、香蕉、苹果。这些蔬菜、水果中的膳食纤维，能有效防止便秘。但摄取次数和量须均衡。

蔬果等膳食纤维，有较强的吸水性，可增加粪便的体积，使粪便成形，利于排便。而且吃足够的纤维，能促进肠胃蠕动。

对于经常应酬的忙碌人来说，在餐馆就餐时，可以通过以下方法来增加膳食纤维摄取量——

方法1：多找几位同事一起用餐，多点几样蔬菜，蔬菜不要加太多酱料和卤汁。

方法2：以清炒或煮汤为佳，吃自助餐的时候要注意蔬菜的摄取量，少吃肉，若一定要吃肉，可以选择肉食中有很多配菜的菜肴。

方法3：在超市或便利店选择工作餐时，可以多买一份蔬菜、沙拉或水果，以未经处理过的、带皮、完整的水果为佳。

排大便太黏：你的饮食结构需要调整。少吃鱼、肉类等高蛋白质，增加纤维素的摄取量。此时，你需要用榨汁机，做些适合你的果汁，你在饮用蔬果汁时，可以连果渣一同饮下。

🍂 平衡肠道——知道这些吃的禁忌，你会远离便秘

尽量少吃不易消化的食物，比如未加工的黄豆、蚕豆等。另外，太甜、太酸、太硬的水果，也要少吃，要尽量避免，否则，会加重便秘。

不好消化的食物像汤圆、年糕、米线等，以及刺激性食物例如辛辣、油炸食物，也不宜多吃。

适量摄取脂肪，但也要注意节制。

要知道，摄取脂肪，虽可以润滑肠道，促进排便，但脂肪摄取量过多，会导致便秘和肥胖。

🍂 多喝水，喝对水，让水成为肠道平衡的推手

多喝水，水是促进肠道平衡的推手。

喝对水，它能缓解便秘：早晨起床后喝一杯温水，以白开水为最佳选择，既能补充人体代谢所需水分，也能降低血液黏稠度，还利于尿液的排出。

这是一种便捷有效缓解便秘的方式。

每天8杯水，少量多次地饮用，长此以往，不仅有助于养成良好的排便习惯，对爱美人士来说，多喝白开水排毒养颜，对皮肤也大有裨益。

🍂 让合理的运动促进肠道平衡，增强你的排便力

运动不仅能够塑造良好的身段，还能给人以愉悦的心情，同时，还可以预防各类疾病。

坚持适量的运动锻炼，促进肠道蠕动，加速排便，防止肠道老化。

　　肠道健康，最忌讳"好吃懒做"，用餐过后，就躺在沙发上，这样很容易就变成"沙发土豆"，让你的身材、体形横向发展。固定而规律的运动习惯，既能锻炼肌肉，强健身体，也能刺激消化器官，还能有效预防便秘。

　　你可以每天花上二三十分钟，如带宠物散步、选择走步行梯上楼、逛街等，进行一些或急或缓的运动。

🍃 不生气、少焦虑，养成固定时间如厕大便的习惯

　　紧张焦虑，这些不良的情绪，也会反映在肠胃上。

　　生气时，可以使肠胃血流变少，胃酸分泌，消化蠕动变慢，而让人消化不良。

　　学会调控和驾驭自己的情绪，避免情绪过度起伏或精神紧张，适当放慢生活节奏，减少内心的焦虑，保持一颗淡泊宁静的平常心，对维护肠道内环境稳定也是大有裨益的。

　　还有，要养成有规律的排便习惯，让肠道通畅，这可是避免肠道问题很重要的方法之一，也是肠道平衡的重要细节。如此，可养成每天固定时间如厕的习惯，进行自我训练。

　　一般情况下，早餐后是放松排便的好时机。

养肠道的粗粮怎么吃

平时，我们习惯把大米、白面称"细粮"，玉米面、小米、高粱米等称为"杂粮"或"粗粮"，多数人认为吃细粮比吃粗粮好。

但人是粗细饮食搭配的生命体，这呈现人体最基本的收支平衡。

粗粮，含有许多细粮没有的营养成分，因其碳水化合物比细粮低，膳食纤维的含量高，所以它的膳食纤维、B族维生素等，都对人体具有非常好的营养价值。

吃粗粮好，一些年龄大的人喜欢粗粮，在当今养生气候下，这类人群中一些人认为吃粗粮对身体好，而且营养价值高，可也走进了盲目的尊崇，把家里的细粮全部换成了粗粮，而且只吃一样或一类粗粮，搞得腹胀、产气多，弄得身体非常不舒服。

以上是很多朋友，尤其是老年人，喜好粗粮之下，常常见到的情形。很多时候，一旦吃不对，反而会损伤我们的健康身体。

过量进食粗粮的坏处

偏重粗粮 1. 25～35 岁人群：过量会影响人体机能对蛋白质、无机盐以及某些微量元素的吸收，影响到人体的生殖能力。

偏重粗粮 2. 影响消化。

过多的纤维素可导致肠道阻塞、脱水等急性症状。

偏重粗粮 3. 影响吸收。

缺乏许多基本的营养元素，纤维素吃得太多，会导致营养不良。

偏重粗粮 4. 影响吸收而造成的危害。

怀孕期和哺乳期的妇女，以及正处于生长发育期的青少年，会造成营养不良。

偏重粗粮 5.干扰药物吸收。

会降低某些降血脂药和抗精神病药的药效。

事实证明：长期大量食用粗粮，会影响我们人体对钙、铁等矿物质的吸收，还会降低免疫力。

南方人喜食大米，对面粉及粗粮很不习惯；北方人恰好相反。

实际上，不论是南方还是北方的摄食习惯，都是不十分合理的。条件许可时，南方人应该增加点面食，吃点粗粮，而北方人则应增加点大米，配以各种粗粮。

粗粮、细粮，那些构成养命于人的主食，对于肠道保健来说，这个粗细，落到营养上，需要合理把握，不偏食，不偏执。

🍃 吃粗粮，我们怎么吃对吃好这一口

吃粗粮，一要粗细搭配，粗粮占主食总量的 1/3 最好。二要循序渐进地吃，适当地加量。

这是因为我们的肠胃需要一个适应的时间，刚开始，烹调粗粮时要做到尽可能的"软烂"，以减轻对肠道的刺激。

不要长时间地吃一种粗粮，应该多种粗粮换着吃，如红豆、玉米、小米、紫米、荞麦等。

餐桌上的粗粮食品，对老年人和儿童来说非常重要。

老人和儿童的肠道相对比较弱，粗粮吃多了反而容易消化不良，一定要适量地搭配细粮一起吃，最好的方法就是用粗粮煮粥，容易消化，再搭配一些辅料，如胡萝卜、青菜、瘦肉、玉米等，营养价值更高，口感也相对比只吃粗粮熬粥更好一些。

老年人多患有高血压、高血糖等症，吃粗粮要选对适合自己的，如燕麦、豆类比较适宜老人和三高病症患者食用。

吃粗粮一定要注意多喝水，因为粗粮中的膳食纤维需要有充足的水分才能正常消化。

粗粮搭配：或与细粮搭配或粗粮细作

小米和细粮搭配食用。

二米粥：把小米和大米放在一起煮粥。

小米绿豆粥：把小米和绿豆放在一起煮粥，可以放少量花生。

腊八粥：腊八粥的制作方法比较简单。

用料组合灵活简单，譬如添加珍珠米、薏仁米、麦仁、黑米，譬如放白果、百合、莲子、桂圆、绿豆、花豆等，再配以蜜饯食品。

小米，还可加工成小米粉馒头。

而粗粮细作，我们在生活中能常常看到——

小米煎饼：这是各地城市街头上经常出现的小吃。

小米粉窝头：米粉、大豆粉加少量鸡蛋或奶粉可以做成很好吃的窝头。

小米山药粥：将小米粉及山药粉混合煮糊，加白糖食用。

玉米糕：面粉加上玉米粉可以蒸成糕。

玉米饼：与适量黄豆粉混合做成窝头。

玉米馒头：与面粉混合做馒头。

玉米糁粥：玉米粒很难煮，可以用"玉米糁"煮成糊。

粗粮细作——家常巧手厨艺做粗粮

厨艺 1. 田园风味的三明治

材料：面包片、土豆片、红薯片、南瓜片、白菜叶儿、红

萝卜片

做法：将土豆片、红薯片、南瓜片、白菜叶儿、胡萝卜片等在水中焯熟，用面包片夹上，撒上少许盐花，放至微波炉里烤熟即可。

依据各自喜好夹材料，一次夹三四样即可，嗜辣的，可用椒盐代替盐；若太素，可配香肠或火腿片。

厨艺2. 土豆火腿沙拉

材料：土豆100克，烟熏火腿150克，鸡蛋2个，胡萝卜30克，黄瓜50克，罐头豌豆30克，沙拉酱、盐、鸡精、胡椒粉各适量

做法：

1. 土豆、胡萝卜洗净，上火蒸至熟，去皮后切成片；火腿切成小丁；鸡蛋洗净，入锅加水上火煮熟，捞出用凉水充分冷却剥皮，切成与土豆片大小相仿的鸡蛋片；黄瓜洗净，切成小片。

2. 将土豆片、胡萝卜片、烟熏火腿丁、鸡蛋片、黄瓜片、豌豆和沙拉酱、盐、鸡精、胡椒粉混合，拌匀即可。

上班路上怎么吃

很多人以为，早餐就是早点，就是一顿饭，其实，这种想法是不正确的。

早餐是大脑的"开关"，其能量来源于碳水化合物。

早餐一定要进食一些淀粉类食物，最好选择没有精加工的粗杂粮并且掺一些坚果、干果。

这样的食品释放能量比较迟缓，可以延长能量的补充时间，如紫米面馒头、芝麻酱花卷、包子、馄饨、豆沙包、坚果面包、吐司和玉米粥等。

含蛋白质的早餐，能在数小时内持续地释放能量，也非常"顶饿"。

鸡蛋、酱牛肉、方火腿、通脊肉、辣鸡翅和素鸡豆制品等食物，含有能维持人体充沛精力和灵敏反应力的蛋白质，也是可以选择的。

早餐一定要有些蔬菜和水果，如凉拌小菜、蔬菜沙拉、水果沙拉等。

这不仅是为了补充水溶性维生素和纤维素，还因水果和蔬菜含钙、钾、镁等矿物质，属碱性食物，可以中和肉、蛋等食品在体内氧化后生成的酸根，以达到酸碱平衡。

吃早餐宜细嚼慢咽：这不仅有助于唾液分泌，帮助消化，而且能减轻胃的负担。

早餐宜少，不可吃得过饱。

早餐过量，会影响胃肠的消化能力，食物便不能被消化吸收，久而久之，会使消化功能下降，引起胃肠疾病。

另外，大量的食物残渣贮存在大肠中，被大肠中的细菌分解，其中蛋白质的分解物苯酚等会经肠壁进入人体血液中，容易导致血管疾病。

早餐宜软：早晨脾脏处在困顿呆滞状态，会使老年人、孩子胃口不开、食欲不佳。

故早餐不宜进食油腻、煎炸、干硬以及刺激性大的食物，否则易导致消化不良。

早餐宜吃容易消化的温热、柔软食物。如牛奶、豆浆、面条、馄饨等，最好喝点粥。

早餐宜水分充足。

早餐一定要摄入水分，至少要摄入500ml的水分，它既可以帮助消化，又能为身体补充水分，降低血液黏稠度。

早餐的误解一：越早吃越好

习惯早起，很多时候在五六点就起床，就吃早点，认为这样能及时补充身体所需，也利于身体吸收。

早餐吃得太早，不但对健康无益，还可能误伤肠胃。

人在夜间，身体大部分器官都得到了休息，但消化器官因为需要消化吸收晚餐食物，通常在凌晨才进入休息，我们这么过早吃早餐，就会影响肠道休息。

早餐的误解二：怎么吃都行

很多人觉得早点怎么吃都成，只要吃了就成。

没时间做早餐，上班忙，许多人往往是在小区门口、公交车站这些地方早餐摊儿上的常客，包子、茶蛋、肉夹馍、煎饼果子，多成为他们固定解决早餐的形式，因为上班族一早晨都在匆忙中度过，早餐往往都在路上解决，边走边吃，手动脚动嘴动全身运动，反正是只要吃了就行。

其实，边走边吃就解决早餐，非常不利于消化和吸收，而且车流尾气、尘土，更不是吃早餐的好环境。

🍃 早餐的误解三：减肥吃水果

很多希望自己身材苗条的人，有自己的一本减肥经：早上只吃水果，吃多少都可以。

这是错误的，因为水果不含蛋白质和脂肪，不能提供维持人体正常代谢所必需的营养成分。

柿子、西红柿、香蕉这些水果，最好别空腹吃，将会加重肠胃负担。

🍃 早餐的误解四：一杯冷饮解决

早上大家都忙，就觉得，反正也是一顿早餐，怎么吃都成，一杯冷饮，爽口刺激，也可以当早餐。

其实，肌肉、神经及血管，经过这一夜，还都呈现收缩状态，这时候，吃冰冷的食物，必定使体内血流更加不畅顺。刚开始时，你不觉得胃肠有什么不舒服，但坚持一段试试，你会发现大便老是稀稀的，或皮肤越来越差，或是喉咙老是隐隐有痰不清爽，时常感冒，小毛病不断，这就是伤了胃气，伤了身体的抵抗力。

最后，提醒你，这种吃法最好还是别试。

吃早餐时，千万不要长期这样吃：先喝冷冻蔬果汁、冰咖啡、冰牛奶等，应该先用热稀饭、面包、三明治、热麦片、热奶、热豆浆等，再配着吃蔬菜、水果等。

早餐的误解五：零食当早餐

很多人，早餐是一包饼干或干炸面，认为这样也能顶一顿早餐。

平时肚子饿了，吃点饼干、巧克力等零食可以，但让它顶一顿早餐，就非常不科学了。

零食，多数属于干食，对于早晨处于半脱水状态的人来说，不利于消化吸收，而且饼干等零食的主要原料，虽然能短时间内提供能量，但很快会使人再次感到饥饿，还会让成年人临近中午时血糖骤然下降。

零食当早餐吃，容易导致营养不足，也容易导致肠胃疾病。

早餐的误解六：倒了可惜，剩菜热热当早餐

前一天晚上，饭菜做得太丰盛，没吃完倒了觉得可惜，放进冰箱里，第二天起床热了当早餐吃。

很多人认为这样既不浪费，又很方便，内容也丰富。这是很多家庭节俭持家落到"吃"上面的做法。实际上，剩饭菜隔夜后，会产生亚硝酸盐，知道这一点，你还会不假思索这样吃吗？

一天吃多少菜才健康

不可想象，人生一天无菜的日子，会是什么样！

很多人不知道，吃菜，怎么吃对菜，对于身体养生来说，可是有学问的，大多数人都知道多吃蔬菜对身体好，但很多人不会吃菜，我们一天吃多少菜才合适呢？

新鲜蔬菜含 65% ~ 95% 的水分，多数蔬菜含水量在 90% 以上。

蔬菜含纤维素、半纤维素、果胶、淀粉、碳水化合物等，因所含营养成分大部分能量较低，故蔬菜是一类低能量食物。

一个人一天吃多少菜合适呢？原卫生部发布的《中国居民膳食指南》指出成年人日摄取量在 300~500g。

那这日摄取量 300~500g 的蔬菜，我们该怎么吃呢？有关调查显示，95.3% 的人每天吃蔬菜不够 5 种，而且类别单一。

认识菜，让菜蔬中的营养与肠动力所需结合

蔬菜的纤维素，能帮助进入肠胃的营养食物的松动，有助于消化，同时刺激新陈代谢，利于减肥。蔬菜水分多，能量低，富含植物化学物质，是供给身体微量营养素、膳食纤维和天然抗氧化物的重要来源。

蔬菜含维生素 A 和维生素 C 原胡萝卜素：只有蔬菜含有，除水果外，其他食物没这种成分。

维生素 C：是蔬菜中的主要营养成分，具有防止眼干燥症和夜盲症功能。

维生素 A：也是从绿叶蔬菜和橙黄色蔬菜中摄取而来的，还可以提供人体必需的矿物质，保证人体骨骼、牙齿、神经的健全发育。

同一蔬菜中叶部的维生素含量一般高于根茎部，如莴笋叶、芹菜叶、萝卜缨比相应茎根都高出数倍，叶菜的营养价值一般又高于瓜菜。

嫩茎、叶、花菜类蔬菜：是胡萝卜素、维生素 C、维生素 B_2、矿物质及膳食纤维的重要来源，而维生素 C 在蔬菜代谢旺盛的叶、花、茎里面含量也很丰富。

根菜类蔬菜：膳食纤维较叶菜低。

十字花科蔬菜：含有植物化学物质如芳香性异硫氰酸酯，它是以糖苷形式存在的主要抑癌成分。

水生蔬菜的菱角和藕：碳水化合物含量较高。

菌藻类：口蘑、香菇、木耳、酵母和紫菜等含有蛋白质、多糖、胡萝卜素、铁、锌和硒等矿物质，海产菌藻类，如紫菜、海带中还富含碘。

我们日常摄取的蔬菜，既是美食更是良药

蔬菜是胡萝卜素、维生素 B_2、维生素 C、叶酸、钙、磷、钾、铁的良好来源。

蔬菜中除了营养素外，还含有许多的活性物质，这些活性物质，含量比较低，但功效很大。

芦笋中的芦丁，是治疗心血管疾病很好的药物；番茄中的番茄红素，对前列腺癌也有很重要的防治作用；菠菜等蔬菜中的叶红素对老年退行性黄斑有很好的防治作用；大蒜、洋葱等有很好的预防心血管疾病和杀菌的作用；紫苏油中的亚麻酸是很好的降血脂物质；芹菜中含有降血压的成分；苦瓜中的多肽、南瓜中的低聚糖对治疗糖尿病有很好的作用；而许多蔬菜中含有的吲哚类的化合物有很好的抗癌作用；萝卜中含有干扰素诱生因子，所以生吃细嚼萝卜可以抗癌。

蔬菜还含有芳香油、有机酸以及硫化物，可促进人体内分泌循环，具有一定的杀菌、防病作用。而蔬菜的食用菌中含有特殊的化学成分，能降血脂、降血糖，清除细菌、病毒，还有抗癌的作用。

怎样吃菜最好，每天吃多少蔬菜才健康

怎样吃菜最好，对于成年人来说，还得强调不偏食，多样摄入菜营养，多吃新鲜青菜。同时，还要强调颜色上的搭配。

绿色蔬菜，应当在总的蔬菜消费中占一半，也就是说，桌上如果有两样蔬菜，最好有一样是深绿色蔬菜。

譬如，一餐是油菜与菠菜，那么餐桌上的另外一半搭配，应该是各种浅色蔬菜，如白菜、冬瓜。同时，一周内应尽可能多吃些其他品种的蔬菜，如此，有助于各种营养素的摄取。

专家建议每天最好能坚持吃500g左右蔬菜，最好包括5个不同的品种，其中一半为绿色蔬菜；100~200g水果，最好2种以上。

家常蔬菜，在厨房环境的储存、制作过程中，也有着它本身的禁忌。

1.蔬菜不宜长期存放,能生吃的蔬菜尽量生吃,或烫洗后加醋调拌食用。

2.切菜不宜过细过碎，切好的菜，应及时烹调。

3.炒菜不要大火急炒，不宜过早加盐，不用铜制炊具。

腌菜里的肠道保养菌

在乳酸菌的作用下，经长时间发酵制成的腌菜，是我们呵护肠道、维持身体营养吸收与消化排泄平衡的最佳佐餐美食。

腌菜，包含酸菜与当下流行的泡菜以及榨菜。大部分是将蔬菜，如白菜、萝卜、胡萝卜、黄瓜等，用盐腌制再添加辣椒粉、蒜、葱等调味品，经过一段时间的发酵，产生酸、辣口感的传统美食。

腌菜不仅美味可口，富含维生素 C、钙等营养成分，还有很多保健功能。这是其中的活性益生菌的功劳，它可以有效抑制有害细菌，从而起到杀菌的功效。

营养学家认为腌菜主要是由自然落入的益生菌，如乳酸菌、醋酸菌等挥发作用而产生的，它们把菜中的糖分变成了有机酸，是腌菜的大功臣，因此，有品质的腌渍菜品牌，在有益菌战胜有害菌的情形下，不会生成危险物质，也不会让亚硝酸盐这种成分一统天下。

吃对腌渍菜——这些美味当中有场"菌战争"

生活中，酸萝卜、酸白菜、酸黄瓜等，这些受人喜爱的传统美食，在腌制过程中，在产生益生菌的情况下，还很容易导致滋生有害菌。菜中会产生哪些真正的细菌"败类"呢？

在美食当中，菌，常常因为它的存在，引发着我们的食欲，这是美食当中的发酵食品，常常吸引我们，让我们的口感行进在餐食滋味的追寻里。

菌，在我们制作发酵食物或佐餐菜肴时，好坏"菌"在制造过程中的出现、存在，以至到它最后的"益生菌"完美呈现，都是在一场激烈的"菌"战争中完成的。

腌渍菜，在自然发酵条件下，含乳酸菌的好细菌与坏细菌本来是势均力敌的，但随着发酵时间延长，"敌我"双方展开了一场争夺战。

本来，乳酸菌会产生酸，就有足够本事杀掉坏菌。腌制初期，乳酸菌还没有分解出足够的乳酸，坏菌们便趁机生长繁殖，使得亚硝酸盐大量生成，达到高峰期。等到进入乳酸菌活动旺盛的中后期，酸度越来越大，坏菌又会被大量杀死，同时亚硝酸盐也会被逐渐分解清除掉，从而让腌渍菜中的益生好菌们重新一统天下。

吃对腌渍菜——"腌菜族"吃好酸菜怎样躲开致癌的亚硝酸盐

经历过一些人生苦寒的中年人，对于身边的各类腌渍菜，满满整缸的酸菜，都发现了家的味道。

北方天冷，但家里餐桌上的那盆热乎乎的酸菜粉条最温暖，但近年来"腌菜致癌"的质疑，叫人想起酸菜时，还是有些发憷的。

腌渍菜美食，到底本身致癌吗？实际上是这么回事，规范操作下的腌渍菜，只要在保质期内，这些佐餐食品，不会致癌。即使存在致癌物——亚硝酸盐，也不在让我们致癌的程度范围内。

那么，在腌渍菜的菌战争中，它的致癌物是怎么形成的呢？

针对这个话题，我们可以一步步认识它的存在，我们先来看看它的身世与形成。

腌渍菜在腌制过程中，蔬菜本身含有的硝酸盐在还原性细菌的作用下转化为亚硝酸盐，增加了二级胺的含量，促进了强致癌物质——亚硝胺的合成，这是事实。

亚硝胺，这个来自蔬菜本身的化合物，往往是因为蔬菜施加过量的氮肥所致，多在生长之际遇光照不足或高温、干旱情形下的大量累积，而蔬菜生长季在高热的环境下，还会与细菌发生亚硝化作用，导致亚硝酸盐过高。因此，人体摄入的亚硝胺 80% 都来自蔬菜。

研究人员证实，酸菜在发酵的第 3 天，亚硝酸盐会达到最高峰，为 32.68mg/kg，但是高峰持续很短，亚硝酸盐含量迅速下降，到了第 6 天，便会降为 2.42mg/kg。即便是亚硝酸盐含量最多的大白菜泡菜，经过高峰之后，最多仅有 3mg/kg，而即使是在温度超低的东北，虽然乳酸菌作用缓慢，亚硝酸盐会在七八天的时候达到最高峰，但到了 20 天之后，也会变得非常低。

我们先看腌渍菜，泡菜、酸菜、榨菜这些菜当中有哪些有益的菌、有害的菌与亚硝酸盐，这些有害的菌，在什么情况下致癌，我们生活中应该怎么避开腌制菜里面的有害菌。

腌渍菜，大多会取用成熟新鲜的蔬菜，以特制的干净罐、缸盛放，让其与空气隔绝，由此杜绝受到杂菌污染，产生有害物质。在泡菜、酸菜、榨菜等的腌渍过程中，当腌渍器皿密封不好，尤其是敞口腌制的情况下，大肠杆菌、白喉棒状杆菌、白色念珠菌、金黄色葡萄球菌等杂菌很容易乘虚而入，它们与菜中的硝酸盐结合，就有可能形成亚硝酸盐。

因此，做腌渍菜，最好在腌渍过程中规范加工于密封器皿中，但致癌的亚硝酸盐就那么可怕吗？实际上规范制作生产的腌渍菜里的亚硝酸盐成分，在益生菌战胜有害菌的情形下，远远不在致癌范围内。

由此，对于我们如何吃腌渍菜，也给我们提供一个怎么吃的时机。

一、切莫食用被杂菌感染的腌菜。

　　二、腌制初期的蔬菜最好不要吃，请把吃的欲望推迟二十来天再点燃吧。当然，要适可而止。

　　另外，在腌渍菜的蔬菜选择上，在具体的腌渍时节和具体的腌渍过程中，我们要记住：

　　一、选成熟而新鲜的蔬菜腌制，它比那些幼嫩或不新鲜的蔬菜硝酸盐含量少很多。

　　二、避免在高温下存放酸菜，让它们尽量与空气隔绝，否则会让杂菌滋生得过于旺盛。

　　三、注意保持酸菜缸的清洁，并且最好用开水烫一下蔬菜，来消灭坏细菌；你还可以在酸菜中添加一些蒜汁、姜汁或是维生素 C，它们可是降低亚硝酸盐含量的好帮手。

"植物酸奶"——泡菜

在我们的肠道内，有一种最利于肠道健康的物质——蛋白质分解酶，而我们平日所食用的泡菜，能促进肠内这种物质的分泌，使肠道内的微生物分布趋于平衡。

泡菜，古有"植物酸奶"的美称，这是一种世界性的佐餐小菜，在国外，比较有名的有韩国泡菜、法国泡菜等，而在中国，南北地域都有做泡菜的习惯。

泡菜大多由大白菜、芹菜、萝卜等蔬菜制作，含有丰富的膳食纤维。而由此产生的膳食纤维能在肠道吸收水分，令大便体积增加，从中促进肠道蠕动，达到良好的排泄。

因此，泡菜是啤酒肚男人与爱美女性瘦身减肥的一道最佳美食。

泡菜当中的卷心菜，是佐餐美食当中最受青睐的一种菜蔬，它不仅活跃在家庭的餐桌上，而且还是很多餐厅的顾客看着菜单点菜时出现频率很高的蔬菜，卷心菜做泡菜，只要有盐就可以发酵，并能产生益生菌。

吃泡菜也有禁忌：刚泡了两三天的菜不要吃，最好炮制或腌上 20 天以后再吃。

泡菜，在制作过程中可适当加入少量的醋，如此能抑制亚硝酸盐的生成。

对于喜爱泡菜这一口的人来说，一定要有个度，适量食用，因为大多泡菜里的含盐量都比较高，要控制量，切不可长期以此替代新鲜蔬菜。

泡菜，以腌黄瓜为例，它会经历这样的变身过程——

将新鲜的黄瓜，或者其他的菜蔬、水果，放在含有盐水的大桶中。

此时，盐水使黄瓜内部的糖分转移到黄瓜的表层，很快就会让这些炮制中的菜依附大量的乳酸菌；在这些乳酸菌的作用下，几周后，那些黄瓜就会发酵，就会变酸。

泡菜，含有益生菌，还含有丰富的膳食纤维。膳食纤维能在肠道吸收水分，像海绵般变大，令大便体积增加，促进肠道蠕动，从而预防便秘。而泡菜大多由大白菜、芹菜、萝卜等蔬菜制作，含有丰富的膳食纤维。

吃泡菜，能补血、强肝脏，能消除疲劳、促进新陈代谢。

对于肥胖症、高血压、糖尿病和消化系统癌症的预防有一定的功效。

选泡菜：大部分市售的泡菜都不是发酵制成的，而是简单地用醋浸泡而成。

醋可以让黄瓜不易变质，还能够使它的口感很像泡菜，但是不能增加腌黄瓜中的益生菌。

有些老式的熟食店将泡菜放在坛子或者桶中出售，不过并不是所有以这种方式出售的泡菜都是经过发酵的。

家庭主妇巧手制作四川泡菜DIY

泡菜制作之前备料：有边沿的泡菜坛子1个；白萝卜500g；辣椒100g；大料50g；姜100g；盐50g；冰糖50g；蒜50g；高粱白酒、花椒、盐适量。

泡菜坛子有边沿，它的上沿口是装水用的，平常水不能缺，既能装水用，还能起到密封作用。

大料，可选八角茴香，也叫大茴香。

制作步骤如下：

1.首先在冷水里放入适量的盐，然后把水烧开，水量在坛子容量的 20%~30%，不要太多。盐比平时做菜时多放一点，感觉到很咸即止。

如果用瓶装的饮用水，那就不需要烧开，直接放盐就好。

2. 待水完全冷却后，灌入坛子内，然后加一两高粱酒。

料酒或其他酒都不行，因为泡菜的菌，是从高粱酒曲出来的。

3. 放红椒、生姜、蒜进去，可多放些，可增加菜的味。

这种菜要保持坛子内一直有，它们有杀菌提味的作用，当然，青椒也可以，但以后泡出来的颜色，就没红椒好看了。

4. 2~3天后可注意仔细观察，看辣椒周围是否有气泡形成。

开始一到两个十分细小的气泡，不聚精会神注意看，很难看出来，几乎看不见。

有气泡，哪怕是一个气泡，就说明发酵正常。

5. 泡菜的原汁做好，就可以直接放萝卜、白菜等你想吃的菜了。

最后，你需要注意坛口的密封，这也很重要。

6. 制作泡菜进入炮制环节的禁忌须知：

（1）做泡菜前，菜坛子内壁须洗干净，把生水擦干，或用开水烫一下。

（2）绝对不能有生水：洗过的菜，不能带生水，要晾干了，才能放进去。

（3）坛子宜密封：选土烧制带沿口那种。随时注意沿口，水不能干了，夏天，家里没人，可在沿口加盐，以充分吸收空间水分。

（4）坛子不沾油：沾油会生花，严重时，整坛菜会腐烂。

家庭主妇巧手制作韩国泡菜 DIY

韩国泡菜，有"半个粮食"的美誉。泡菜以其富含钙质、乳酸菌、膳食纤维、多种维生素等，被列为美国《健康》杂志世界五大健康食物之一。

泡菜制作之前备料：

大白菜或茭菜，一棵；梨子和苹果一个；虾米小半碗；鱼露 30g 左右；盐 100g，白糖 30g；韩式辣椒酱 80g；韩式辣椒 40g；葱少许。

储存泡菜，一定要用开水泡过，或用高度白酒消毒过的容器。

泡菜放入容器后，要在室温放置，待乳酸菌开始工作时，泡菜会不断发酵，很多时候那些泡菜会"涨"起来，甚至会"涨"到掀掉盖子，放上保鲜袋，就不会出现这些情况了。

泡菜炮制步骤：

1. 苹果和梨子清洗，再去皮；梨子刨成丝放入盆里。

2. 苹果切成块，同虾米一起入搅拌机搅成泥，打好的糊倒入盆里。

3. 制作腌制泡菜的酱料：加 30g 鱼露和 30g 白糖；70g 韩式辣椒酱；40g 韩式辣椒粉和一小把葱搅拌均匀。

4. 把白菜一切为四，冲洗净，加 100g 盐，放入腌制泡菜的玻璃瓶，加满水腌制 5~12 个小时。

5. 把白菜从瓶里拿出，冲洗，去除过多的盐分。

6. 挤干白菜水分；把上面做好的酱料涂在白菜上，放入事先开水冲洗过的容器里，要塞满整个容器。

7. 盖盖子，夏季，室温发酵 12 小时，冬天，三五天即可，然后放入冰箱冷藏让其慢慢发酵，温度在 3~5℃之间为宜。

8. 刚做好的泡菜，尝一下，微酸，而且里面会有很多因发酵而产生的气泡。

老酸菜能促进肠道蠕动

老酸菜，在中国有着很悠久的制作历史，北魏的《齐民要术》里，详细介绍过制作老酸菜的步骤，老酸菜因在使用大白菜、芹菜、萝卜等蔬菜的配置下，含有丰富的膳食纤维，能促进肠道的蠕动，从而防止便秘。

老酸菜，在北方，尤其是在地区名头最大，影响也最广。

在一些上岁数人的眼里，它是一道养命的佐餐菜。过去，很多时候，老酸菜在平常人家，往往是一棵大白菜，只需一些盐，进行简单的腌制，就可以酿制出浓郁的酸香。

而吃"老酸菜"比较讲究一些的人家，会添加更多的提味的作料，他们在不同的季节，用不同的时令蔬菜，经过简单的制作，制作出更加鲜美精致的老酸菜，成品老酸菜开坛后，既能佐餐即食，也能成为酸菜鱼、酸菜白肉等宴席菜品的重要配菜。

如今，老酸菜依然在美食制作中有着不可替代的地位，尤其是北方家常菜中，在参与酸香的提味过程里，以其益生菌于肠道养生方面不可缺失的营养成分，焕发着它不老的青春生机。

老酸菜，酸爽的口感，有助于开胃，这是人们对它最基本的食用认同，而近年来，人们认识到它在酸香中大量益生菌的呈现事实后，人们多通过对它适量的食用，求助它维持肠道健康，增进肠道蠕动的功能。

老酸菜的腌制与食用禁忌

腌制老酸菜，白菜先晾晒 2～4 天，清洗容器，冲洗白菜，千万不要弄上油，另要封紧容器口，以免酸菜腐烂。

酸菜不宜与柿子同食，否则会导致胃石症。

酸菜只能偶尔食用，长期贪食，则可能引起泌尿系统结石。

霉变的酸菜有明显的致癌性，不可食用。

腌制老酸菜，什么时间开坛吃，营养学家给出的时间是 30 天左右，每餐 30g 左右。

这个时间段开坛吃，基本上酸菜里的亚硝酸盐，已经被酸菜益生菌彻底打败了。

市售老酸菜，最好选正规厂家生产的，一般是打开包装后，无异味且散发着酸菜香的为好，有异味的不要吃，最好自己做。

🍃 老酸菜，怎样吃出好营养—— 一片维生素 C 的酸香营养激活

吃酸菜，怎么降低它里面的亚硝酸盐含量，营养学家认为：

在腌制酸菜时，不妨放些维生素 C，阻断亚硝酸盐的生成，蔬菜中的维生素 C 能与亚硝酸盐发生还原反应，可阻止致癌物生成。

还有一种办法，也能阻止老酸菜里的亚硝酸盐反应。

饭前或饭后口服维生素 C，也是一种能阻断酸菜里面亚硝酸盐生成的好办法，另外，食用酸菜，最好能与新鲜蔬菜或水果同食，它们也能起到阻止亚硝酸盐反应的作用。

🍃 巧手制作东北老酸菜的方法步骤

主料：新鲜白菜、粗粒盐
准备工具：煮开水的大锅 1 个，盆 2 个以上，腌酸菜的缸 1 个，筷子 1 副，这些不能沾油。

操作步骤：

1. 用大锅煮一锅开水，水开以后用手拿着白菜顶部，将根部的一端放入开水中烫，大概15~20秒。

2. 将白菜全部放入开水中，并用筷子帮助白菜在水中翻个儿，再烫40~50秒。

3. 将筷子扎入根部，倒着将白菜取出，控一下水，放入盆中。

4. 将烫好的白菜放入水龙头下冲凉水，先冲根部再横着放入凉水盆中，让白菜彻底降温。

5. 将降温后的白菜根朝上头朝下，用手攥，挤水，将过好凉水的白菜装盆，备用。

6. 在缸底撒一层盐，再铺一层处理好的白菜，一层盐一层白菜依序往上铺；最后用同样处理过的白菜帮铺顶。

7. 将缸里的菜压实，并用洗干净的花岗岩压顶，最后用大号塑料布将缸从上到下包起，防止细菌和灰尘侵入。

腌制禁忌：

1. 白菜不要烫大，烫大，容易烂缸。

2. 不能有一丁点儿油，做到容器无油，工具无油，酸菜积层无油，否则，会让一坛菜烂缸。

3. 白菜总有破损的，长得不好的菜帮，扒下来不要扔掉，用开水烫过凉水凉过，用它封缸。

4. 入缸两三天以后要打开缸，看白菜下了多少水，缸里水少就添凉水。水，最好是当时烫菜剩的水，用生自来水也行。白菜会随着盐分的渗入慢慢下水，缸里的水要是多了，就用干净无油的杯子舀出来，但别让顶部的菜露出水面，露出来会发霉。

5. 菜和盐的比例：100斤菜大约400克粗粒盐。

6. 下层，盐少放，越往上，盐可以越多放。下层，是最后吃的，腌的时间最长，盐要是多，菜就会发咸。

7. 酸菜缸最好放置在5~10左右的地方，温度太高容易烂缸，温度低不易酸。

豆制品中的肠道营养素

发酵后，大豆中原本的抗营养因子会消失得无影无踪，而取而代之的则是多种宝贵的生物活性物质。比如，各类的腐乳、豆酱、豆豉等，具有丰富的营养，都可明显起到消胀痛、和脾胃以及清热散瘀的作用。

豆类发酵制品的"成员"都有谁呢？具体有豆酱、豆汁、豆腐乳和豆豉等。

千万别小看豆类发酵食品，它们含有丰富的抗血栓成分，有降低血压、预防动脉粥样硬化的神奇功效。

发酵食品堪称饮食的最高境界，特别是发酵豆制品最引人注目。

认清豆豉的"面目"

豆豉中含有丰富的大豆异黄酮。要知道，大豆中的异黄酮以糖苷的形式存在，然而经发酵以后，就会转为游离型的大豆异黄酮。发酵后的豆类，不仅抗氧化活性大大增强，而且比黄豆的 B 族维生素和游离氨基酸含量都高。

对于那些总梦想着青春永驻的女生而言，异黄酮可谓"福音"。这是由于异黄酮可以抑制和阻断癌细胞，所以对结肠癌、胃癌、卵巢癌、肺癌和乳腺癌等都有功效。

另外，豆豉中的钼含量，是小麦中的钼含量的 50 倍，甚至在硒含量方面高过大蒜、洋葱这样的高硒食物。要知道，癌症病人的两大福星便是"钼"和"硒"。

多吃豆酱有什么好处

豆酱，因为含有人体肠道所必需的有益微生物，所以可以促进肠道的蠕动，可以帮助肠道消化，还能预防皮肤老化和动脉硬化。

不过，在平时，我们在多吃健康发酵食品的同时，再配合一定量的运动，就可以有效预防便秘。

豆腐乳、臭豆腐和肠胃的关系

豆腐乳和臭豆腐，有利于人体健康，特别有利于肠胃。

因为这两样东西，都是没有害处的发酵有用菌类食品，常吃可为我们的胃肠补充很多的有用菌，可以让胃肠抗病菌的能力明显增强，从而减少甚至杜绝肠胃疾病的发生。

然而，若豆腐乳加工时不卫生，吃得太多也会不利于身体，所以应适当地变换口味。

有三类患者，多吃了豆制品后会不适

豆制品尽管营养丰富，但并不是人人皆宜。其中，有三类患者多吃了豆制品，肠道就会出现不适：

第一种，消化性溃疡患者。

严重的消化性溃疡患者，是不可以吃黄豆、豆腐丝、豆腐干和蚕豆等豆制品的。

这是由于整粒豆中的膳食纤维会机械性地损伤到胃黏膜；豆中的嘌呤含量高，能促进胃液的分泌。

豆类所含的低聚糖例如棉子糖、水苏糖，尽管无法被消化酶分解而消化，被肠道吸收，但是能够被肠道细菌发酵，从而

将一些小分子的气体分解出来，进而引起以下症状发生：肠鸣、嗝气、腹胀等。

第二种，伤寒病患者。

长期高热的伤寒病人，其实应该摄取一些高蛋白食物和高热量食物。

但在恢复期和急性期，为预防产生腹胀现象，是不适合饮用豆浆的，以免出现了产气。

第三种，胃炎患者。

无论是急性胃炎患者，还是慢性浅表性胃炎患者，都不可以吃豆制品，以免引起胃肠胀气和刺激胃酸分泌。

喝了豆汁肚子胀，是谁在作怪？

有不少人都有这种感受，一旦喝多了豆汁，就会肚子胀，很是难熬。尤其在公众场合，因肚子胀得难受，都不敢放屁。

那么，你知道这是谁在作怪吗？它就是豆汁内里的大豆低聚糖。

大豆低聚糖，其实是豆汁里的碳水化合物。这种碳水化合物，无法被我们本身所消化，但是却可以被肠道中的有益菌消化。而肠道里的细菌有的是有益的，有的是有害的。如果肠道里的有益菌多了，那么有害菌就会减少。所以，我们平时应多吃能让有益菌生长的食物。

如果你喝了豆汁，觉得胀气，只要不是非常厉害，就无须在意。因为这种胀气对你是有好处的。

两道"牵扯"豆制品的菜

厨艺1.干豆角粉蒸腐乳肉

材料：猪肉、干豇豆、适量玫瑰腐乳汁、适量自制蒸肉粉、芝麻油、适量生抽、适量黑胡椒粉

做法：

1. 将猪肉切成厚片，加入玫瑰腐乳汁以后搅拌均匀。

2. 倒入少量的生抽，调匀以后腌制30分钟。

3. 用温水泡发干豇豆。

4. 提前准备好自制的玫瑰腐乳和蒸肉粉。

5. 在自制的蒸肉粉上倒入玫瑰腐乳汁，然后加不多量的白糖提一下味。

6. 洗净泡好的豇豆以后，将其切成小段，然后倒入米粉里。

7. 拌匀后，腌制10分钟。

8. 将玫瑰豆腐乳汁腌好的肉片，一块块地沾满蒸肉粉。

9. 将弄好的肉块均匀地在干豇豆上进行码放。

10. 最后淋上少量的玫瑰腐乳汁，入锅后，隔水蒸40分钟一直到熟为止。

新鲜的长豇豆不适合烹调太久，那样营养会损失。最重要的是，吃豇豆不可太多，以免产生肚胀、腹胀现象。

厨艺2. 三色豆汁

材料：大黑豆、黄豆、小红花生米、水

做法：将大黑豆、黄豆和小红花生米头天晚上泡发。次日，直接放入豆浆机，将水倒到规定的水线，通电20分钟，然后滤过，倒入碗中即可。

黄豆可以加工成各种豆制品，然而如果加热不够充分，我们食用后容易中毒。

喝对了肠道会更好

吃喝拉撒，喝，怎么喝，是生命健康的一大项，而肠道排泄系统离不开水，要知道，我们人体里大部分的水，都是肠道消化掉的，没有水，我们入口的食物就不会在肠道内得到有效的分解，就会使得大便干燥，甚至便秘。

水养命，不喝水，会感到不适，想想，假如我们吃进去的食物，没有水的分解作用，我们的肠道消化系统会不堪重负，我们知道人体进食后，主要是靠肠道来吸收营养，水先在小肠里面将固态食物进行水解，再把食物的可溶性营养成分液化充分转化为人体吸收。而没有被吸收的部分还会在肠道里运转，直至肠道无法再进一步分解后，被肠道压缩再排出体外。

这中间，水的功劳相当大，水滋润着我们的肠动力，帮助我们把身体的多余垃圾清除掉。

因此，会喝水，喝对水，对肠道来说，往往一杯水的作用大于药物。

肉类、腊味和食物，添加剂越来越多，让我们的整个肠道环境成为垃圾场。

你得常清洗，才能让肠道舒爽。腹泻、便秘，这是常见的小病，不注意，得癌症也不稀奇。

因此，喝水很重要，先说怎么喝水最养肠。

喝对了肠道才好——让一杯水使你的肠道终身受益

肠道保健，有一些很简单却很有效的小招数，一杯水喝对了，会让你的肠道终身受益。

小口喝水与大口喝水，滋养肠动力的效果不一样

小口小口地喝水，水流速度慢，很容易产生小便。便秘的人，

喝水最好大口大口地喝，喝满口，吞咽动作快一些，但又不能喝得过急，这样，喝下去的水能够尽快地到达结肠，同时刺激肠蠕动，从而使大便及时排出体外，达到有效改善便秘的目的。

便秘的人除了大口喝水外，喝什么水、什么时候喝也是有学问的。

早晨空腹时，倒两杯（300ml）淡盐水，喝一满口，然后咽下，直到全部喝完。

在这样的刺激下，体内经过一晚上的消化吸收产生的代谢废物，就可以轻松排出了，有利于清理肠胃。

🍂 最合理的喝水，不要过多，也不可过少

喝水好，但不能每天一股脑儿喝一大桶水，不仅对胃肠不好，长此以往，还有可能会水中毒。

正确的喝水方式：早起一杯水，睡前一杯水，白天在1500 ～ 2000ml之间。

晨起第一杯水：6:30 早起，先喝250ml的水。

经过一整夜的睡眠，身体开始缺水，喝水可帮助肾脏及肝脏解毒。

工间第二杯水：8:30 工作开始，喝至少250ml的水。

清晨，从起床到办公室的过程，时间总是特别紧凑，情绪也较紧张，而身体无形中会出现脱水现象，所以到了办公室后，先别急着泡咖啡，先给自己来一杯水喝，不要少过250ml。

工间第三杯水：10:00 起身离开工位，活动腰肢喝水缓解紧张。

工作一段时间后，站起来走走，给自己端一杯这一天里的

第三杯水，补充流失的水分，缓解紧张、放松压力。

工间第四杯水：11:30，要喝一杯补充流失水分的水。

工作这段时间后，一定得趁起身活动的时候，再给自己一杯水，补充流失的水分，这有助于放松情绪。

午餐第五杯水：12:50，午餐以后，要喝水。

每天午餐半小时后，喝一些水，可加强身体的消化功能。

下午第六杯水：15:00，工作当中喝补充体力水。

此时，以一杯健康矿泉水，代替午茶与咖啡等提神饮料，既养肠也提神醒脑。

下班喝第七杯水：17:30，离开办公室补充下班路上的体力水。

下班前，再喝一杯水，使你下班后的一路上不至于太疲乏，也会让你回家后不至于太渴。

睡前喝第八杯水：22:00 临睡之前喝水，补充睡眠时身体所需的水。

22:00 睡前一1至半小时，再喝上一杯水，增加睡眠中肠道所需的水供给，让肠道有充足的水分解一天里的食物营养，记着，这一天里的最后一次喝水，摄取 2000ml 水量。不过别一口气喝太多，以免晚上上洗手间影响睡眠质量。

喝茶促进肠道平衡

茶是治疗肠道疾病的良药。它与肠道之间有着密切的关系，茶叶与肠道中的细菌相结合，可以凝固蛋白质，并将细菌杀死。

茶，很神奇，它有很好的净化、解毒功效。

研究发现，茶叶的吸附力很强，我们用水泡茶时，如果饮用水的清洁度不高，茶叶就能将水中的杂质吸收掉，并会将其沉淀。

因此，茶叶有净化、消毒的作用，对预防肠道疾病有很好的疗效，它是维持肠道平衡当中最常见、最有效的好帮手。

现代医学研究证实，茶是肠道疾病的良药

茶中的多酚类物质，能使蛋白质凝固沉淀。茶多酚与单细胞的细菌结合，能凝固蛋白质，将细菌杀死。

科学家做过这样的实验——

把危害严重的霍乱菌、伤寒杆菌、大肠杆菌等，放在浓茶汤中浸泡几分钟，多数会失去活动能力。

因此，中医和民间常用浓茶或以绿茶研末服之，治疗细菌性痢疾、肠炎等肠道疾病。

方法1.茶叶3g，水一碗，煎服，一日三次；或用浓茶一杯，醋20ml，混合服下，一日三次。

方法2.茶叶、荠菜花各15g，煎服，一日三次，饭前服用。

用水泡茶时，如果饮用水不洁，茶叶能吸收水中的杂质，并使之沉淀，有净化、消毒作用，这对预防肠道传染病有好处。

喝茶——不能不喝也不宜多喝

一个人日常喝茶的量，最好在 15g 左右。茶叶中含有丰富的多酚类和茶黄素类物质，我们长期饮用能抗氧化、抗辐射，还能降低血脂，对脂肪的吸收也有一定的阻碍作用。

如果每天饮用 8g 左右的乌龙茶，可有效地减少肥胖者的体重。

茶叶中也含有少量的咖啡因，服用过多会影响胃黏膜，影响铁和其他营养物质的吸收。

饮茶时最好不要空腹，空腹喝茶，会对肠胃有一定的刺激。如果您的肠道本来就不是很好，建议您多饮用发酵过的茶叶。

茶叶泡过 2 分钟左右再喝，口感和营养最好

绿茶，较多地保留了鲜叶内的天然物质，有糖、蛋白质、氨基酸、维生素、铜、铁、铝、锰、锌、锶、钙、镁等微量元素，还含有一定的药物成分，其中茶多酚、咖啡因能保留鲜叶的 85% 以上，绿茶中的成分，对于防衰老、防癌、抗癌、杀菌、消炎等确实有效，是其他茶叶无法比拟的，这也正是它的天然成分。

茶叶泡 2 分钟左右时的营养成分是最高的，含有适量的茶碱及 B 族维生素，可提神醒脑、分解脂肪、防癌。

如果茶叶浸泡太久，比如隔夜的茶叶对身体不仅无益而且还有危害。

隔夜茶会降低茶叶的营养成分，还会生长真菌，减低人体对茶叶中铁的吸收，释放对肠道有害的物质，特别容易伤害肠胃，还很容易导致腹胀和腹泻。

绿茶，喝对它，让它丰富的营养为肠道吸收所用

喝绿茶，提神，健脑，茶杯不离手，绿茶不离口，好吗？养生学家认为，绿茶喝多了，对肠胃保健不利。

这是因为，绿茶多为没有经过发酵的茶，但在空腹状态下饮用，会对人体产生不利影响。空腹时，茶叶中的部分活性物质会与胃中的蛋白结合，对胃形成刺激，轻易伤胃。

空腹喝茶，茶里的一些物质轻易被过量吸收，比如咖啡因和氟。咖啡因会使部分人群出现心慌、头昏、手脚无力、心神恍惚等症状，此时，你可以吃一块糖或喝上一杯糖水，便可缓解这些症状。

咖啡因会刺激胃肠，空腹喝茶还会使消化液被冲淡，影响消化。

而茶叶里的氟，在体内蓄积过多，则可能引发肠道疾病，影响肾功能。

患有胃、十二指肠溃疡的中老年人，不宜清晨空腹饮绿茶，会引起消化不良或便秘。

一杯红酒激活肠动力

营养学家发现，每天一杯红酒，不仅在舒爽的口感里促进血液循环，而且也有益于大肠壁细菌。

研究人员证实，一个人喝大约9盎司梅洛或等量的低酒精浓度红酒，能改变结肠菌的构成，也有益于健康。

营养学家追踪10名健康的中年男子，前15天，这些男性没有喝红酒或其他酒的历史，他们把这些人分三个时间段，每阶段20天，继续追踪，他们分别让这些人每天喝9盎司梅洛、9盎司酒精含量低的红酒以及约3盎司的琴酒；琴酒不含多酚类化合物，作为对照。

他们要求这些人在这一过程中，不能改变饮食或运动习惯，也不能喝任何额外的酒；而且每个人在这些时间段内都要提供血液、尿液、粪便样本，另外也要监测体重和血压。

结果显示，不论是喝梅洛，还是低酒精浓度的红酒，他们肠道细菌的平衡方式都类似，都有更多有益的肠道细菌，这应该是酒中的多酚化合物所造成。

细菌，在肠道内，听起来像是一种对肠道不好的东西，但人是靠肠道细菌维持着的，它均匀混合有助于消化食物的菌成分，起到了调节免疫功能、产生维生素K的关键功能。

食品和饮料里的多酚，是以植物为基础的有益化合物；除红葡萄以外，许多其他的水果和蔬菜都含有丰富的多酚，例如咖啡、茶、巧克力以及一些坚果类。饮食中多酚类物质，会影响到肠道细菌平衡，而喝红葡萄酒，有利于促进良好肠道的细菌生长。

定期、适量饮用红酒利于肠道好菌群的生长

睡前喝一杯红酒，可帮助睡眠，很多人知道的仅限于此，实际上，红酒的功用不止于此。

首先，它可以平衡肠道内的细菌，帮助消化。喝红酒会让人的血压有降低趋势，也会降低他们的三酸甘油酯指数。

红酒含有丰富的果酸和维生素，对脂肪抗酸化起到关键作用，而它所含的花青素则是白酒所缺少的，所以红酒是清理肠道的最佳选择。

但在饮用的过程中，红酒的比例最好不要做太多的增加，以避免影响酸奶的口感。

清肠——不妨让红酒和酸奶强强联合排毒

红酒和酸奶，两样东西看似不搭边，但它们在营造肠道菌方面，却都是最具威力的，两者强强联合之下，你会体验到它们入口、进入肠道后那种将肠道内积累的毒素一下子清出后的舒畅感。

下面，说说红酒酸奶清肠的方法。

一、制作步骤

材料：酸奶100g，红酒两汤匙

做法：①将酸奶倒在大一点的杯子中，加入红酒两汤匙；②用汤匙将杯子中的红酒和酸奶搅拌均匀；③如果没有特别的减肥需要可以加入一点蜂蜜，蜂蜜也有润肠的效果。

二、口味搭配

①饮用的时间可以根据自己的喜好定，不过至少每天喝一杯；②红酒酸奶搭配上各种水果也十分美味，香蕉、水蜜桃、木瓜都是很好的选择，增加营养和纤维素；③如果不喜欢酸奶浓稠的口感，可以减少部分酸奶，改用牛奶或者豆奶代替，质

感会更加细腻，更容易入口。

红酒酸奶多久吃一次，什么时间喝最好呢？

如果有条件可以每天中餐和晚餐之前喝一杯红酒酸奶，在七天之内就能够充分改善便秘。也可以在睡前饮用，能够有效改善睡眠质量和减轻压力，而想要减肥的女士，可以当成正餐的一部分，减少饭量，避免吸收多余的热量。

吃对水果让肠道永葆青春

多吃水果，会拥有健康的肠道，会得到健康的体魄，这已经是耳熟能详的观念，但我们到底吃多少合适呢？

对于人体正常的果品吸收，比较正确的摄取量是一天2个苹果或者橙子，不超过500g的分量，就可以满足身体的需要了。

黄色水果：胡萝卜素含量高，具有抗氧化的生理活性。

柑橘、芒果、柿子、杏当中都含有β－胡萝卜素，木瓜、西瓜、红柚中含有番茄红素。

天然维生素C水果：红枣、猕猴桃、山楂、柑橘等水果中含有丰富的维生素C。

红色水果：葡萄、黑加仑、树莓、草莓等水果中含有花青素。

涩水果意：柿子、山楂、香蕉等。

水果分寒、热两类，夏季水果多属寒凉性

西瓜、香蕉、苹果、梨等都属于"寒性"水果，平时肠胃不好的人就要选择"温和"一点的水果，虚寒体质的人最好少吃各种瓜类，切不可贪凉。

西瓜：在冰箱冷冻，拿出来吃，西瓜的水分被吸收了，甜味也淡了许多，西瓜原来的味道没了。

香蕉：不要冷冻后再吃，因为香蕉冷冻后完全失去了香蕉的味道，最重要的就是香蕉冷冻后香蕉皮会变黑，就连里面的肉也会变黑、变质，不但不好吃还会损伤我们的身体。

温性水果包括荔枝、桂圆等这些，最适合虚寒体质的朋友选择。

燥热——宜吃梨、香蕉、西瓜、香瓜等偏寒性水果。

腹泻——宜吃葡萄、石榴、杨梅、苹果等具有收敛作用的水果，不宜吃梨、香蕉、西瓜等偏寒性水果。

溃疡——不适宜吃柠檬、山楂、杨梅、青梅、李子等酸含量较高的水果。

便秘——不宜吃柿子、山楂、苹果，宜吃香蕉、桃、橘子。

糖尿病——不宜吃含糖量高的水果，如香蕉、葡萄、苹果、无花果等，宜吃一些膳食纤维含量高的水果。

感染——宜吃梨、枇杷、橙子、杏子、罗汉果等水果，可化痰、止咳。

发烧——花生及花生制品能够有效帮助人们控制体重、防止肥胖。

苹果—— 一日一苹果，医生远离我

医学界的最新研究，证实了这句话的道理。多吃苹果可以明显增加肠道内有益细菌的数量，有助于保持健康。

科研人员给实验鼠长期吃苹果，发现它们肠道内一些有益细菌的再生数量增加。而这些细菌，非常有利于维持肠道理想的酸碱环境，而且它们还可分泌出一种可被肠道细胞当作能量来源的物质。

苹果中含有的苹果胶质可以帮助有益细菌在实验鼠肠道内生长，而这些细菌带来的好处甚至可能还有减少患癌症的风险。

菠萝——帮助消化和排毒

菠萝含蛋白质、糖类、矿物质，维生素A、B_1、B_2、C、E，对身体健康都有帮助。

菠萝含有一种叫"菠萝朊酶"的物质，它能分解蛋白质，溶解阻塞于组织中的纤维蛋白和血凝块，改善局部的血液循环，消除炎症和水肿，帮助消化及排走体内毒素。

菠萝中所含糖、盐类和酶有利尿作用，适当食用对肾炎、高血压病患者有益。

菠萝更有促进肠道新陈代谢及消除疲劳之效，在过年时吃饱喝醉或玩得疲倦时吃，可有提神的作用。

🍃 猕猴桃——促进肠道蠕动

猕猴桃含有丰富的矿物质，糖类，维生素 B_1、B_2、C。

由于猕猴桃蕴含丰富的营养素，一向被视为洁肠美容食品，可促进肠胃蠕动，令排泄畅通。

🍃 草莓——治便秘，嫩白皮肤

草莓的主要营养成分是纤维素、蛋白质、钙质及维生素 C。

草莓含丰富的膳食纤维素，足足是橙的两倍，在帮助消化、通畅大便、降低胆固醇等方面功效极佳。

草莓内含的维生素 C，更可抑制黑色素，让皮肤保持嫩白幼滑，皮肤受油腻食物影响之时，正好吃一些来补充养分，拯救肌肤。

🍃 雪梨——消滞解腻清理肠胃

雪梨的营养价值，体现在它所含有的丰富膳食纤维、维生素 C 中。

雪梨清甜爽口，吃上一口就能立马除去口腔的油腻感，内含的丰富纤维素是清肠胃的好帮手，可有效纾缓便秘。

此外，还不妨以冰糖来炖雪梨，制法简单，不但可消滞解腻，亦能在干燥的秋天给喉咙来点滋润，一举多得。

西柚——可消食去肠中恶气

西柚营养价值非常高，蛋白质、粗纤维质、糖类、钙质、钠质、磷质、铁质、维生素 C 及 P 都含量丰富。

在不少减肥餐单中，都可见到西柚的名字，西柚的营养价值甚高，其丰富的纤维亦有助于保持肠道消化畅通。

碳酸饮料怎么喝才营养

很多人认为，碳酸饮料对身体不太好，但适量、适当地喝一些碳酸饮料对身体是有好处的。

营养学家认为，每次不得超过 1 小罐 355ml 的量，对肠道还是有益处的。而大量饮用，它就成了祸害肠道的罪魁祸首，而且祸及我们身体的很多地方。

长期、大量饮用碳酸饮料，会让肠道有一定的负担，会影响到消化，还会影响到骨骼，会出现骨质疏松，甚至会加剧动脉硬化等病症。

喝对碳酸饮料——了解它有益或无益于我们健康的成分

碳酸饮料，包括碳酸水、柠檬酸等酸性物质、白糖、香料，有些含有咖啡因、人工色素等。这类饮料除糖类能给人体补充能量外，充气的"碳酸饮料"几乎不含营养素。

碳酸饮料有可乐、雪碧等，碳酸饮料有哪些益处？

碳酸饮料里的水成分，可补充身体所消耗掉的水分，它部分所含的糖类矿物质，对维持体内水液电解质平衡有一定作用。

碳酸饮料中的二氧化碳，能杀菌和抑制细菌，还能通过蒸发带走体内热量，起到降温作用。

碳酸饮料能预防痴呆，因为大脑中的海马区域在血糖上升的刺激下，会变得非常活跃，而老年痴呆患者，它们脑垂体里海马区域功能日渐衰退、萎缩，而适当地饮用碳酸饮料，会有效预防痴呆。

碳酸饮料含糖量高，可以满足身体所需的糖分能量，但因此也有不利的一面。再丰富营养的食物也可能变成有害物或多余物，这对人体不利，对糖尿病人来说，它就是祸害。

碳酸饮料喝得太多对肠胃是没有好处的，而且还会影响消化。

因为大量的二氧化碳在抑制饮料中细菌的同时，对人体内的有益菌也会产生抑制作用，所以消化系统就会受到破坏。

纯果汁的碳酸饮料营养比较丰富，有的饮料中还有少量果肉沉淀，能够适当补充维生素，比较适合年轻人和儿童饮用，但不能每天喝，或一次性大量饮用。

含有咖啡因的碳酸饮料，可乐最有代表性，虽然具有提神的作用，但一般适合成年人偶尔感觉疲劳、精神不济的时候喝。

可口可乐和雪碧里的健康门道

可口可乐或雪碧，在口感上带给我们不能忘怀的三大舒爽口感。

一是可乐里含有适量的无机盐类物质，跟白开水比，喝起来更容易解渴。

二是在炎热的夏天，可乐里含的二氧化碳容易让你打嗝，打嗝时会带走大量热气，这样人会觉得舒服，内里会觉得比较凉快。

三是可乐饮料里含有高能物质，运动后喝可乐能够迅速补充能量，帮助快速恢复体力。

这是"可乐""雪碧"等碳酸饮料，之所以受人喜爱的真正原因。

可口可乐杀精子吗？这是现实生活中流行的一个话题，但一些营养学家认为这是没有科学依据的。

1985年，美国哈佛医学院在实验过程中，将装有可口可乐汽水的试管加入到冷冻的精子当中，观察到这些汽水能杀死精子，由此，可口可乐杀死精子的说法，开始风靡全球。而一些人对此产生怀疑，他们认为我们平时饮用可乐，多是由口腔进入食道、再到达肠胃，在这一过程中并没有与生殖系统发生关系。当然，也就很难会出现实验中所出现的现象，由此，他们给出的结论"可乐杀精"这一说法是没有科学依据的。

首先是碳酸饮料与牙齿健康的问题，喝碳酸饮料会引起蛀牙吗？

营养学家认为：碳酸饮料有引发蛀牙的诱因。

但蛀牙形成受到几个不同因素的影响，包括唾液的作用、口腔细菌、可发酵碳水化合物以及牙齿接触可发酵碳水化合物的时间长短。营养学家根据人体形成蛀牙的发生概率与原因，认为汽水入口后马上离开口腔，它没有时间与细菌发生反应，所以形成蛀牙的概率非常小。

不少人认为碳酸饮料中的磷酸盐会导致骨质疏松，营养学界对此说法不一。

一些人认为在正常情况下，磷酸盐对钙吸收的影响微乎其微。其原因是饮料当中用于增强口感的磷酸，只占人体吸收磷酸的极少量。

实际上，适度正确地饮用碳酸饮料，可减轻体内钙磷比例的失调。

有营养的碳酸水

碳酸水饮品在很多人心里，都难忘那一口刺激与爽口。

但近年来，有关这类饮品的保健养生话题也是很多，生活中，既有各类碳酸饮料的粉丝，也有人很少会沾这一口，碳酸饮品，喝对、用好它，对我们的肠道与健康养颜是有帮助的。

市售的软饮料和碳酸饮料（汽水），为碳酸水饮品，当今的碳酸水饮料，多是由被加压的二氧化碳通过水做成的。因此，我们打开一瓶苏打水，打开一瓶可口可乐或雪碧时，因其制作工艺中有更多的二氧化碳溶入，会看到各类饮品液里面含有各类泡沫。

碳酸水，作为我们生活中常见的饮品，在日常生活，尤其是在外出环境，都很便捷地为我们提供了身体所需的水分。

碳酸水——通过抑制食欲成为减肥水

肥胖的主因，是因为出现饥饿感，或是食欲激增，不知不觉吃了过多的热量。

人要进食，是缘于两种体内机制作用所引起的反应，一种是胃口的饥饿感，一种是口渴，身体在这两种情况下都会产生组织胺，它是一种神经传导物质，会影响到大脑中枢，传递出让人想要进食的信息。

而碳酸水的主要作用正是适时补充水分，并增加体内饱足感以抑制食欲，让身体不会摄取过多热量，进而达到辅助减肥的功效。

每餐进食半小时前喝一杯碳酸水，将有助于厘清身体对口渴与饥饿的需要，且会产生饱足感，让身体只会在真正需要食物的时候产生饥饿感。

边进食边喝水的方式：让胃部先行被碳酸气撑饱，产生饱足信息，让大脑发出抑制食欲的指令，让每餐的进食量明显减少，对食物的渴望也会改变，并且进食切记要细嚼慢咽，每一口需要咀嚼30次以上。

碳酸水——改善便秘

早上，起床饮用一杯碳酸水，可以传达给肠胃强烈刺激，让胃部因为血液循环变快，加速消化及蠕动以增加排便。

当体内没有多余的废物堆积，身体自然会显得轻盈纤瘦！因此通过多喝碳酸水可以让消化以及排泄系统更加正常。

碳酸水——增加体内脂肪消耗量

一杯500ml碳酸水，或柠檬水。

如果不习惯碳酸水口感，可以柠檬水替代清晨的第一杯水。促进肠胃的消化。柠檬水、碳酸水，具有解渴、降低想吃东西的欲望的功效。

一定要选择不含糖分的碳酸水，才不会因为摄取过多糖分，造成脂肪堆积的反效果。

早餐→搭配碳酸水→减少主食量：米粥，以小饭碗，110g的容量为限，面包则是以六片装的一片为限。

午餐早餐→碳酸水＋高纤低卡食物：全麦面包在面包中热量最低，可在早餐时选择食用。

燕麦片，低卡，营养丰富，含维生素B、E以及铁等成分，可以促进消化。

花椰菜，含丰富高纤维成分，配合西红柿、洋葱、青椒等食材，可增加体内饱足感，透过碳酸水与膳食纤维，可以更加抑制食欲和体内糖分吸收，发挥瘦身效果。

鸡肉，鸡肉是肉类中的最佳选择，因为鸡肉去皮食用之后，热量极低，同样分量的鸡肉比牛肉以及猪肉的热量还要低。

晚餐→饮用碳酸水增加饱足感→减少食量。

晚餐摄取过多的食物堆积在胃肠无法消化，甚至成为多余脂肪。建议晚餐饮食尽量以清淡为主，把握高纤低卡的原则，如果确实感到很饥饿的话，可以在餐前先喝下碳酸水。

如此，可刺激交感神经系统长达 1.5～2 小时，接着体内就会分泌肾上腺素使贮存于体内的脂肪逐渐消耗，促使体重明显减少。与节食相较，利用这种方式所减下的体重会较稳定而持久。

🍃 合理搭配，保持夏秋两季好肠胃

夏秋两季，天气炎热，也是胃肠道疾病的多发季节。此时，人体全身的皮肤血管处于扩张状态，体表组织的血流量较冬春两季时相对要多，而胃肠道的血流量相对减少，胃肠道的抵抗力相对较差。

为了增强胃肠道的抵抗力，饭后应休息片刻再运动，中午宜午睡 30 分钟，以避免胃肠道血流量的进一步减少。饭前不要吃冷饮，冷饮可使胃肠道血管收缩、降低消化液的分泌，容易导致消化不良。饭前可适当喝点汤或温水，这样可促进消化液的分泌。

很多人一到夏秋两季容易出现腹泻，这时可以喝一些盐开水，能很好地清洗肠道。

夏秋两季是补脾健肠胃的好时节。平常脾胃虚弱、易患腹泻和消化不良的人，在夏秋季可适当吃一些补脾胃的中药，如山药、薏苡仁、红枣等。这些中药止泻健脾效果强，而且无任何副作用。

夏季不宜饮烈酒，不宜吃过于油腻的食物，食物宜清淡、易消化。

秋天更要多吃些滋阴润燥的食物，如枸杞、桂圆、银耳等，可避免燥邪伤阴。饮食应以温、软、淡、素、鲜为宜，不宜过冷、过烫、过硬、过辣。患有胃肠病的人更要做到少食多餐、定时定量。

由于秋季气候干燥，宜多吃水果，补充水分，可有效防止便秘。吃水果时最好是吃当令水果，不要因为贪嘴而多吃反季节水果，尤其要避免瓜果类，因为"秋瓜坏肚"，像是西瓜、香瓜等易损伤肠胃，不妨吃些苹果、柑橘、梨、葡萄等试试。

第七篇

肠道平衡
——大便里的健康警示

大便里有大学问

经过肠道，最后排泄出来的大便，呈现着我们健康生命的性征，如同孩子一样，反映着我们健康生命的每一天里的成长。

你了解你的大便吗？

不少人会觉得这样的问题有点无厘头，会想：大便？臭烘烘的一堆屎，我了解它干吗？有病！

这种情境发生在生活中的概率很高，太多太多的人，因为大便的"臭"而躲避它，越远越好。

如果从养生的角度看，亲近大便是有好处的。对于这堆来自我们身体，从肠道里排泄出来的臭烘烘的东西，我们应该把它当成自己的孩子，去呵护它——

不妨在每次摁动抽水马桶水流开关前，看看它的颜色、质地，看看它有没有变化，它长得健不健康。

这样，你会发现大便这种最后经过我们排泄出来的东西，也是有着它们自己的喜怒哀乐与精神状态的。

你会想：哎，今天怎么是这种颜色？

你甚至会觉得怎么今天有了这样的气味。为什么有气味呢？

其实，这是大便喜怒哀乐与精神状态的写照，很多时候在你觉得"大便今天为什么是这种颜色"当中，大便的精神状态发生了变化，而当我们感觉到它发出的刺鼻的或温和的气味时，它的喜怒与哀乐，也自在其中呈现着。

了解熟悉大便，找到大便和人相互依存的基因

我们中国人，管大便叫屎，文雅些的称呼，称它为大便，其实都是一样的东西。

汉字中的繁体字"糞"，是由"米""田""共"三个字组成的。其中，"米"是一个独立的意义呈现，"田"和"共"

组成"异"字的繁体"異"。那么，古人如何理解大便呢？他们朴素地认为大便就是米变成了其他不同物质。

所以拉屎是所有人不可或缺的行为，拉得出屎，才能将体内废物排出体外，保持肠道和身体的健康。

认识大便，知道人体形成大便的运行规律

食物变为屎：同形态的物质，一般要经 1 ～ 2 天，即便是食后即刻排出的大便，也是 1 ～ 2 天前吃的食物变成的。

食物变为大便的时间，因大便的状态而异。腹泻时就短，便秘时就长。

然而，现代人发现，我们每个人的大便，又并不单是由食物形成的。大便究竟是由什么形成的呢？

我们先来认识人体形成大便的运行，我们入口的食物，先是在胃和肠里与各种消化液混合成泥状，细碎地被消化。然后人体从其中提取必要的营养素，剩余的渣滓，在肠内细菌的作用下，形成大便。

若用简单的公式表示，则是 (食物 − 营养素)＋肠内细菌＝大便。食物被消化，其中的营养素被吸收后，其残渣与肠内细菌混合形成的物质就是大便。

观察亲近你的大便，了解它每时每刻警示给我们的健康呈现

每天通过观察大便，可以检查自己的身体情况，首先，可以让我们知道什么样的事情对身体有好处。

根据大便的当下形态，譬如腹泻，譬如便秘，即使是健康的人，半数以上也会反复发生腹泻和便秘。这两种情形，虽是疾病的症状，却也是患病前身体状况不良的信号，而大便往往

通过它此时的形状，警示我们，并向我们反复提醒着，要多注意饮食，不要过处，减少紧张。

大便包括食物被消化、吸收后的残渣消化液、混液和就膜等在消化道中形成的物质、肠内细曲等三部分，三者在肠道内各占三分之一。

大便中的水分占其体积的70％~80％。这个比例增加到90％以上时，就成为腹泻，减至70％以下时，就发生便秘。1个人1天的大便中的水分含量，大致是100ml。

大便的形状是衡量健康的准则

大便，无疑是健康人生活中"最大的方便"，带着舒爽，一天一次，准时坐在马桶上，让肠道排出自己金黄的、如同香蕉形状的那250g大便，那是一种享受。

健康的大便，有这样的内涵：每天一次，准时准点，排泄顺畅，香蕉状，重量在250g。

坐在马桶上，一次顺畅的排便，会有这样的过程：带着便意坐下来，1～2分钟内很自然地排泄出，感觉很通畅，没有残留便意，这就是畅便。

一次舒爽的畅便之后，一次完美的大便最典型的特征，就是你这黄澄澄的250g左右的香蕉形的大便会沉入水中，它不会漂浮在水上。

健康的大便通常能够很润滑地从肛门排泄出，因为比水重，所以它不会漂浮在水上，如果肠道吸收功能下降，脂肪残留太多的大便则会漂在水上。

从大便形状来判断健康

水样的、糊状的是不太好的便——腹泻。腊肠样的、羊粪蛋样的是不太好的便——便秘；黄色的软便或成形便是好的便——正常。

香蕉状：如果每天排出这样的大便，说明您的肠道是健康的。

这是大便的正常形态，一般情形下，它呈条状，而且是软硬适度。

块状：这说明大便中水分含量很少，排便吃力。

经常排这种便一般预示肠内出现病变，如各种炎症，有时甚至是癌。

泥状：这是肠内已经积满了宿便的征兆。

多是肠道运动受到极大阻碍，长期下去有可能营养不良，进而导致很多种疾病。

水状：这种大便是非常危险的信号。

它通常是一些恶性疾病的征兆，肠道运动几乎停滞，食物和水被原封不动地排泄出来。

硬邦邦状：体内水分缺乏，即"羊屎便"，表现以干结，多呈粒状。

中医认为，此种大便是体虚内热、肠道运动不太舒畅所致，这样的大便极易成为各种疾病的根源。即多数由于胃肠道消化功能不好，消化不良；饮食生硬，饮水过少等引起，多为气候干燥、饮食中缺乏蔬菜或纤维素所致。

肠道出现肿瘤、肠痉挛、肠套叠、肠息肉的患者也会出现羊屎便。

半链状：大便水分多，大便无法成形。

大便呈水样便或扭曲变形，说明肠不能充分吸收水分，则是消化不良的表现，也可能是胃肠疾病所致。

正常的大便有极少量的茹液，如融液大量出现，常见于痢疾、肠炎和血吸虫病等。

🍃 大便形状异常怎么办？

大便出现无法成形，甚至变形，持续不见好转，一定要到医院检查。

大便外形扭曲变形，说明大肠或许有可能有痔疮、息肉或肿瘤。

　　大便形态的异常，往往是人体消化道出现病变的信号。

　　大便在形状和次数上出现异常，多是器质性的疾病，即某个器官的某个部位出了问题，有时候是功能性问题。到医院检查，什么病都查不出来，也有可能是身体功能发生了异常，或是由于内脏神经调节等出了问题。

　　消除这种症状，平时应多注意调理肠胃，进食有规律，食量有控制。当然还应得到医生的帮助，确认病情，有的放矢地进行治疗。

　　知道了上述大便形态上的异常与健康的对应后，应该做到：

　　1. 生活有规律，睡眠充足。

　　2. 便秘引起的大便形态异常，每晚睡前按摩腹部，找到适合自己的腹部保健操，养成每天按时定点排便的习惯。

　　3. 饮食中必须有适量的纤维素，主食不要过于精细，要适当吃些粗粮。

　　每天要吃一定量的蔬菜与水果，早晚空腹吃一个苹果，或每餐前吃香蕉 1~3 个。

　　4. 晨起空腹饮一杯淡盐水或蜂蜜水，配合腹部按摩或转腰，让水在肠胃振动，加强通便作用；全天都应多饮凉开水以助润肠通便。

　　5. 适当的体力活动很重要，仰卧屈腿，深蹲起立，骑自行车等都能加强腹部的运动，都能促进胃肠蠕动，有助于促进排便。

与你见面的大便穿着什么衣裳

正常的大便，常常会穿着金黄色的衣裳跟我们见面，但有时候它也偶尔会换一下着装，大便大多数的换装，跟我们每天吃什么有关，但有时候，也跟我们身体的健康状态有关。

大便是各种消化道疾病的"警报器"。

出现异常可能意味着一些疾病信息。一般情况下，能让我们放心的大便颜色，呈现黄色或黄褐色，形状应为圆柱形，较软，若稍微变形，也是正常的。

正常大便的颜色为什么呈黄褐色呢？这是因为正常大便含尿胆原的缘故，而在进食某些食物、菜蔬或药物的情形下，会使与我们天天见面的大便颜色发生变化，会让大便呈绿色、黑色、红色、白色。

大便青色或绿色：进食较多叶绿素丰富的绿色蔬菜后造成。

大便黑色、黑褐色或茶色：与摄入大量猪血、肉类、动物肝脏、含铁剂的药物、炭剂或黑色的中成药有关。

吃肉多时，内中所含的铁在肠内变黑，大便也变得带有黑色、黑褐色或茶色。

如果未进食上述食物或药物，黑色则提示消化道出血。

若排出纯黑的柏油样便，则是胃、小肠或大肠上部出血的信号。该处的出血量多时，则成暗红色大便。

大便呈鲜红色：鲜红的大便则是大肠下部和肛门疾病的出血。便后还有滴流，可能提示你已经患上了痔疮。

大便酱色：提示肠道可能感染阿米巴寄生虫；大便呈脓间状，并且伴有腹泻、腹痛，但每次量少，伴里急后重感，则可能有细菌性痢疾。

肉色大便：如同洗肉水样大便，还伴有腹痛、腹泻。

可能为出血坏死性肠炎；淘米水样浅灰色大便，则提醒患霍乱。

白色大便：白色油脂样大便，腹泻。

大便里多含不消化食物，这是胰源性腹泻或消化道吸收不良引起的综合征；大便颜色变浅变白，而小便的颜色加深，提示可能患阻塞性黄疸。

因进食绿色蔬菜、动物内脏、铁剂引起的大便颜色异常，无须治疗。

一棵大白菜让大便颜色回归到 250g "香蕉" 黄

大白菜，以叶为主，少量菜帮，加水煮，不加油盐，可适量放少许辣椒、花椒或是去皮生姜，生姜皮性寒，姜肉性热。

每天肚子饿了就吃，连吃三天，不吃别的食物，第三天除了吃白菜叶外可再喝些白菜汤。白菜要煮得烂一点。

这是一种最有效的清除宿便的吃法，这种吃法排毒效果奇佳，对便秘或者肠道会是一次最健康的大扫除，吃了以后会排出宿便，刚开始呈黑色，吃的时间长，会排出果冻一样的宿便，坚持 21 天以上的人会排出五种颜色的大便，就会把五脏的毒都清了……

白菜抗氧化"锈蚀"的效果与芦笋、菜花不相上下，尤以未完全成熟、叶形舒展的嫩株抗氧化效果更佳。将白菜叶放在开水中泡软后敷在患处，可以治疗烧伤、刀伤、血肿……

大白菜除有丰富的维生素、糖类、蛋白质、粗纤维及钙、磷、铁等营养物质外，微量元素锌的含量也高于肉类，并含有能抑制亚硝酸胺吸收的钼。

便秘不好受，疾病早来临

前面我们说了大便的形成、形状和颜色与我们的健康生命的关系，这里说说，大便当中牵连到很多人，让人感觉到强烈烦心与不适的一种情形——便秘。

便秘是人的肠道完全走向沙漠化情形下所出现的症候，便秘，往往是带着很多的病出现而来的。

中医认为，便秘主要由燥热内结、气机郁滞、津液不足和脾肾虚寒所引起。

便秘的早期症状：初期未见疼痛出现，但当这种便秘转变成习惯性便秘时，各种症状就会相继出现，如头痛、肩疼、食欲缺乏、气胀、放屁、痤疮、皮肤干燥等。

便秘，按症状分类可分急性和慢性便秘，而按病因，又可分成器质性和功能性便秘。

器质性便秘，多是由肠道结构异常改变而引起。而功能性便秘，即所谓暂时的便秘，它主要与生活规律的改变、情绪、饮食等环境因素有关。

嘘嘘不断＋吭哧吭哧地用力——便秘来临，病也会来临

当一个人便秘严重时，由于肠内高压出现，会使憩室胀开，一次排便，很多时候，只能靠使劲地用力、再用力，才会让自己排出一次硬便来。

如此，嘘嘘不断，吭哧吭哧地用力拉屎，首先会引起痔疮、血压上升，甚至昏迷，还会造成肠道毒物累积。

长期遭遇排不出去的情况时，肠道内的毒物，就会随血液进入身体器官，甚至是大脑中，影响脑功能。

长此以往，肠道内大量的致癌物质和毒素日积月累，会发生癌变。

🍃 让人头疼的拉屎——烦人的便秘会引出哪些病

便秘引起的疾病之一：会危及女性的输卵管及卵巢，导致不孕

长期便秘，会让女性肠道菌肆虐侵入到肠道邻近的输卵管及卵巢。

轻者，常常没有什么症状，但病变却在缓慢进行，病情较重，则会感到下腹有些疼痛，并伴腰背痛，白带增多，月经过多，痛经及性交痛。而且还会使得输卵管因炎症而使管腔阻塞，从而阻碍了精卵相遇的机会，结果导致不孕。

长期用泻药以图达到即服即排，但却使肠道产生了依赖性。停服之下，会使得便秘更为严重，使粪便停留在肠道的时间更长，对邻近的输卵管及卵巢影响也就更大。

便秘引起的疾病之二：导致肛裂、肛瘘

大便秘结过多，经常或偶尔通过肛门、肛管时，磨破或撑破肛门部位皮肤、黏膜的概率加大，必然会形成肛门裂口，而肛门形成裂口后，由于经常有粪便通过，以及肛门分泌物流到裂口处，使裂口不能愈合，久而久之，长期反复发作，从而形成肛裂。

大便秘结，使粪块长期积于肛门，擦伤肛隐窝，同时，小粪块存积于肛隐窝，引起肛隐窝炎、肛门腺导管炎，直至肛门腺炎，从而引起肛门直肠周围脓肿，久之也可形成肛瘘。

便秘引起的疾病之三：结肠癌

因便秘而使肠内致癌物长时间不能排出所致，据资料表明，

严重便秘者约 10% 患结肠癌。

便秘引起的疾病之四：心绞痛，心肌梗死发作，脑出血，中风猝死

因便秘而用力增加腹压，屏气使劲排便造成的心脑血管疾病发作有逐年增多趋势。如诱发心绞痛、心肌梗死发作、脑出血、中风猝死等。

便秘引起的疾病之五：性生活障碍

由于每次长时间用力排便，使直肠疲劳，肛门收缩过紧及盆腔底部痉挛性收缩的缘故，以致不射精或性欲减退，性生活没有高潮等。

便秘引起的疾病之六：影响大脑功能

便秘时代谢产物久滞于消化道，细菌的作用产生大量有害物质，如甲烷、酚、氨等，这些物质部分扩散进入中枢神经系统，干扰大脑功能。

此时，最突出的表现是记忆力下降、注意力分散、思维迟钝等。

杜绝便秘从"坏习惯"下手

便秘，被憋在肚子里，撑在肛门口，虽然让你因为那坨屎，被弄到心烦、弄到头疼，但你最没道理埋怨你肚子里的那坨屎，你也没必要心烦、头疼，所有的便秘，都和我们人为的、不自主的生活习惯有关，说白了，都是自己搞的。

当你知道眼前由便秘引来的这一切不适，都是你搞到这一地步的时候，相信你就会平静了。

但必须有个前提，你得知道你的便秘是你哪些不好的习惯造成的。

刨根肚子里的那坨屎——哪些习惯导致了我们便秘

刨根一。喝水：你会喝水吗？喝不对水，也会导致便秘。

生活中，你是大口喝水还是小口喝水，这个很重要，小口小口地喝水，会使水流速度慢，很容易在胃里被吸收，很容易产生小便，水不走肠道，结果都让你尿出去了。而肠内是需要水的，而且经过肠道排泄出来的大便，会吸收肠道内百分之八十以上的水分。

因此，便秘的人喝水，最好大口大口地喝，吞咽动作快一些，但又不能喝得过急。如此水能够尽快地到达结肠，同时刺激肠蠕动，从而使大便及时排出体外，达到有效改善便秘的目的。

刨根二。吃菜：你是一个不爱吃菜只喜欢吃肉，还爱吃辣的"吃货"吗？

很多年轻人，有着一副只接受各种"肉"的肠胃，不喜欢吃菜，狂吃零食，还爱吃那口辛辣的麻辣烫。

这也是一种不好的生活习惯，也多是被吃不上、喝不上什么，而且当年给饿怕了的爸妈、爷爷奶奶惯出来的，肉，各类的肉，是他们最好的食物，于是，他们从孩子会拿筷子吃饭那一刻起，就拼命地给孩子"肉"，结果，蔬菜基本上不吃了，这样的成长习惯，你不便秘谁便秘。食物纤维、维生素、矿物质的食品摄食不足，使体内缺乏这些必要的营养物质，也使大肠缺乏有效的蠕动，也会形成便秘。

吃零食，完全打破了肠胃的消化规律，要知道，人身上有很多事情是相对应的，吃喝对应拉撒，你狂吃零食，打破了这个规律，自会让你的大便不太正常，这是个规律。

麻辣烫，很多年轻人一年四季喜欢这口，这也不是什么好习惯，以麻、辣、烫著称的这口吃食，带着很大的火气进入肠道，可是有助火伤津液的副作用，容易使肠道内津液缺乏而生便秘。

刨根三。抽烟、喝酒、熬夜，这些你是不是占全了？

烟酒会对身体造成很大的伤害。香烟会消耗大量的维生素，会使血管收缩、血压升高、血液变得浓稠，增加动脉硬化，香烟还含有尼古丁、焦油等毒素，这种气体会与红细胞结合，使人体组织缺氧，加速老化，增加肺炎、肺癌、消化性溃疡，而这些都与我们的肠道相关联。

酒经过肝脏代谢后，往往会让乙醛转化为醋酸，再变成脂肪储存于体内，还会妨碍肠壁对 B 族维生素的吸收，使叶酸大量排出，形成贫血，并加速皮肤的老化。

熬夜，让一个人的生活黑白都颠倒了，前面我们说到吃喝和拉撒的对应，而黑夜和白天发生颠倒，自然影响到肠胃与消化的运行，而且这种情形，会让一日三餐的饮食也变得没有规律起来，彻底打乱肠道对于大便的排泄运行惯性，让排泄神经不再敏感而麻木，如此，你有规律的如厕时间就会打破。

心脑血管病人最该防治便秘

便秘可致命并非危言耸听，对于患有心脑血管、高血压疾病的患者来说，便秘可成为"马桶上的杀手"，严重的会直接导致死亡。这在当今，已不是什么危言耸听的事情了。

便秘与心脑血管病人，有些双向关系，很多人的心脑血管病症，是因便秘而引发的，有时候是重症，也有很多时候，一个人因为心脑血管病症，加剧了便秘的情形，二者值得协调，但解决便秘，

便秘，虽对正常人来讲不会危及生命，但是对于患有心脑血管疾病的患者危害严重。它足可成为"马桶上的杀手"，严重的会直接导致死亡。

很多中年人应酬多，生活不规律，便秘如影随形之下，日益加剧。坐在马桶上的那一刻，只能用力、用力，拼命地用力，结果在这拼命的用力当中，这一个人就过去了，一个鲜活的生命，因为便秘，可能会在瞬间成为一具冷冰冰的尸体。

这是便秘，用力之下，引发心脑血管病症致死在今天已是非常不稀罕的情形。也有侥幸给抢救过来的，怎么样呢？实际上，这些人此后的生命，不仅很难摆脱得了心脑血管疾病的缠身，而且也会让自己的日子在不如愿中与便秘交集，很可怕，但这当初可都是由便秘给闹腾出来的。

看似平常的便秘为什么会致命

心脑血管疾病的患者，如高血压、动脉硬化和冠心病等病症患者，他们往往因为生活习惯等多种原因，伴随"艰难费力"的排便生活，便秘似乎已成为他们"马桶时刻"的精神象征。

他们生活中带着这样的挥之不去的精神象征，往往在排便

过程中屏气用力，使得全身肌肉紧张，血管收缩导致血压骤升，同时由于长时憋气使胸腔和腹腔的压力增大，使心脑血管承压过重，造成颅内压力剧增，导致脑血管或外周血管破裂造成脑出血、心绞痛等心脑血管突发意外。

另外，便秘的中老年人排便时，若突然用力，还会因腹压增高、精神紧张使机体出现应激反应。

譬如，冠心病患者便秘，在用力过猛的情况下，极易引起排便性心绞痛，或心肌暂时性缺血，还可诱发严重的心律失常，甚至发生心肌梗死、动脉瘤以及心脏室壁瘤的破裂等严重并发症。

应对会致命的便秘你该做些什么

一、饮食上：应多食含纤维素高的蔬菜与水果。

茭白、韭菜、菠菜、芹菜、丝瓜、藕等含纤维素多，水果中以柿子、葡萄、杏子、鸭梨、苹果、香蕉、西红柿、西梅汁等含纤维素多。

西梅汁可以有效地帮助促进肠胃的蠕动，帮助排便。见效比较快，而且是纯果汁，天然温和。

饮食上，我在这里向中老年心脑血管病人推荐三款有效解决便秘的养生粥：

饮食解便秘 1. 松仁粥

松仁 15g，粳米 30g，煮粳米粥，后放松仁和水研末做膏，入粥内，煮二三沸。

功效：用于治疗气血虚弱而便秘的人，可以起到润肠、补气的作用。

一周最好食用 3~4 次，每次空腹食用。

饮食解便秘 2. 核桃粥

核桃、粳米，煮粥。

功效："核桃仁，补气血，润燥化痰，问肺润肠"。久吃以核桃仁煮成的"核桃粥"，还能够滋养女性肌肤，使肌肤白嫩。

经常食用，非常营养，可治体虚便秘。

饮食解便秘3. 马铃薯粥

马铃薯，煮粥。

功效：马铃薯含有大量膳食纤维，能宽肠通便，帮助机体及时排出毒素，防止便秘。

马铃薯中还含有大量的B族维生素和维生素E，能有效地促进脾胃消化，促进肠道的蠕动，是治疗便秘不错的食品。但煎炸薯条和薯片没有治疗便秘效果。同时注意发芽的马铃薯有毒，切不可食用。

二、运动上：散步、慢跑、做操，也能做到有效的改善。

腹部养生操通便。

坐或仰卧均可，尽量放松腹肌，用两手食指和中指的指端，同时轻轻按摩两侧天枢穴（离肚脐左右两侧3厘米处）约1分钟。

两手手心和手背相叠，以肚脐为中心，沿顺时针方向缓慢地在肚脐周围小范围按摩腹部50圈。按摩力量要适中，以能带动内脏为宜。

在肚脐周围大范围按摩腹部50圈。

两手相叠，从胸口偏左处开始向下腹部方向按摩50次。

不能逆时针方向按摩腹部。在每次排便时还要做提肛拍骶锻炼。

吸气时意念轻轻地收缩肛门周围肌肉，呼气时意念将大便从肛门排出，这样反复提肛20~30次；排便结束后用空心拳轻轻拍击骶部20~30次。

　　做腹部按摩可从右下腹开始向上、向左，再向下顺时针方向按摩，每天 2～3 次，每次 10～20 回，甚有效果。

　　三、排便习惯上：定时、定点、专心。

　　要养成每天晨起或早饭后或睡前按时解大便，到时不管有无便意都要按时去厕所专心、专门做排便这一件事。

　　切记不要打电话、看书、看报纸、玩手机，不分散自己的注意力，只做完完全全排尽体内大便的念想。

　　要记住按照排便动作的规律性、科学性进行排便。

　　第一个排便动作完成后，应安静等粪便从直肠上部下移，产生第二次排便感时，再做第二个排便动作。不久蹲厕所，如果蹲厕时间已超过 5 分钟仍无便意感时就应结束。

留在肠道里的"毒素"毒害不小

便秘很可怕，但你心怀一份平常心，你会觉得这是身体给予我们的一次磨炼自我的机会，更是肠道通过我们身上的那一坨看似肮脏的废物，让我们经过健康生命的修悟，走向新我的一次机会。

对于便秘，你急不得，也恼不得，越急越恼，越适得其反。

不信，你看看，因为你在不爱惜身体方面作孽太多了，便秘是你的身体为了你的健康带给你的"紧箍咒"。你本就作孽太多了，还急还恼，你的身体只会通过"便秘"这个"金箍"更加勒紧你，任你生意场上八面威风，任你人脉场上"前呼后拥"，你在它的面前，再有神通的"金箍棒"，你还是那个戴着"金箍"的孙猴子。

你得想想，你对你的健康身体，你对你本该健康肠道做了哪些孽，招致那坨一直亲近着你的金黄色"香蕉大便"遭受与你的痛苦分离。

你造多少孽，势必就会遭受多少痛苦。便秘这件事就是这样，你得为你一直亏欠身体所欠下的这笔孽债"付账"，而且你还不能讨厌、生气让你拉不出屎的肠道——这个和你有点宿怨的"讨债"主。

我们的身体就是这样，你没亏欠它，它是不会上门堵在你家门口跟你要账的，一旦跟你要账，它就会让你活在它给你的一些对付里，通过这种对付逼迫你改变一些习惯。

对便秘来说，它会用你所亏欠肠道之下生出来的大便对付你，让此时你根本没法排出来的大便里的那些"毒素"来对付你。

便秘，你排不出来的大便，憋在肚子里会以"毒素"的形式对付你

肠道不好，便秘的人会呈现在脸上，发黄或发黑，而这些颜面上的现象，都是"毒素"滋养着你闹的，你能吃而不能拉，只能是脸色不好，隆个大肚子，给自己供应"毒"。

对付之一：给你面子上过不去。

一个人便秘病，由于粪块长时间滞留肠道，异常发酵，腐败后可产生大量有害的毒素，很多人脸色灰暗，长痘，长斑。都跟肠道抗议之下，大便不能完全排出的这种"毒素"对付有密切关系。

很多女性朋友容颜衰老，面色暗沉、无光，雀斑丛生，多是你得罪了肠道，让你无畅便，让排不出去的大便经发酵后产生的毒素反哺给你的缘故。

对付之二：让你拖着一个肥胖臃肿的身子。

便秘，让排不出去的大便，不断产生积累，而且在肠内形成一座制造毒素的加工厂。

如此，首先会导致你的大肠水肿，让你的下半身血液循环减慢，最后让好端端的你，长成梨形身材，再加一个胖肚子。

对付之三：通过肠道没排出去的大便，让积累的恶臭释放出来。

清除体内毒素，是人体皮肤的功能之一。我们的皮肤，就像筛孔很细的筛子，当水分通过这些筛孔蒸发时，体内废弃物会随着水分一同排出体外。而废弃物散发出令人不快的气味，当水分不足时，将提高其浓度，使体臭加剧。

因此，便秘所形成毒素的聚集，因为肠内干燥环境下，排不出去的大便积累，首先会引起口臭和体臭。

对付之四：便秘形成的恶性毒素循环，会引起神经衰弱，还会让你的性欲减退。

便秘病人可有烦躁不安、心神不安、失眠等症状。

同时，长时间便秘，会让性欲减退，最终会导致你阳痿、早泄，不少女性朋友的性冷淡或性高潮缺失，往往与这些有关，让你的性生活质量下降。

解除对付，我们得知道形成便秘的毒素，是因为我们的哪些"孽"得来的

便秘和宿便能产生36种毒素，这些毒素能引起179种疾病，其中有22种是恶性的。所以，便秘和宿便被称为万病之源。

导致全身中毒：粪便在肠道内滞留过久，腐败发酵，产生许多有毒气体及有毒物质，这些毒素、毒气随直肠的重吸收作用被人体吸收进入血液，又随着血液循环分布全身，造成全身性中毒。

除此之外，现代人形成身体的毒素，和生活观念有关，还反映在以下两种"孽"上面。

孽之一：有汗，不舍得流，形成体内废水。

夏天是人身体排汗、排毒的关键时期，很多朋友怕热，怕流汗的粘贴感，怕汗酸味，不喜欢流汗。

由此，离不开空调，从一个空调房间到另外一个空调房间，非空调的公交不坐，回到家也打开空调，整天都是清清爽爽，而这样的结果导致了毒素无法随着汗水排出来，在身体内形成了毒素。

孽之二：有屁忍住不放，废气释放不出去。

在公共场合，放屁恐怕是美女最大的忌讳。因为放屁在公共场合被视为一种不雅的行为，于是很多女性即使有放屁的欲望都强忍着。

其实放屁是身体须正常排毒的欲望的实现。久而久之，身体收到这样的信号，渐渐接受你不愿意放屁，因此再想放屁都难了，这样身体内就产生了毒气。

而以上这两种毒素，与排不出去的宿便的毒素交汇，两股大军的力量势头，是不会让我们好的。

那么我们根据自己的"孽"要做哪些功德，才能让肠道满意，才能让我们每天都有完美顺畅的大便呢？

功德1.豆腐脑儿疗法

如果感觉自己经常口干，爱喝水，证明你体内热大，这样的人，如果有便秘情况，建议每天早晨，一定喝豆腐脑儿试试。我原来在外面上班，经常便秘，脸色也不好，所以有时候上班来不及，就在路边小摊上买碗豆腐脑儿对付，等到公司的时候，便意就来了，而且很痛快，虽然是无意中发现的，后来感觉豆腐脑儿特别有效果，所以现在只要出去买菜，顺便就喝碗豆腐脑儿，记住不是豆浆哦。

功德2.吃雪梨养肺气疗法

很多人想大便，经常是用很大的力在那里嗯嗯，结果，嗯半天，一点儿动静都没有，肚子肿胀得难受，始终下不来。大便是靠身体肺气的力量推下来的，肺气不足，大便是很难下来的，这就是为什么有人在厕所一蹲半天的原因。如果你的肠胃功能还可以，建议你经常吃点雪梨，雪梨养肺气，还能够帮助人体降火清心。饭后半小时到一个小时，吃一个梨有利于排出体内积存的致癌物，带走油脂。但是梨子偏寒，不能够大吃特吃，每天吃梨子最好不要超过一个哦。

功德3.桃花排毒化瘀——亚麻油调肠胃疗法

如果你已经有几天没有大便了，体内毒素已经很多，像这种情况，泡两克桃花水，里面可以加点蜂蜜调味，反复泡地喝，不出半天，肠道就通了，而且会排出很多黑乎乎的大便，根据个人的情况，有的来得快，有的来得慢，连续喝 1~3 天后，体内的三毒排干净，就开始喝亚麻油软胶囊，通过食补亚麻油，来润肠通便，同时亚麻油有很好的置换体内多余的饱和脂肪酸作用，可以减肠油和血内的油脂，祛青春痘、黑斑，防癌抗癌功能很强，特别是对结肠癌、乳腺癌效果特别明显。

功德 4. 乳酸菌饮品疗法

喝乳酸菌饮品，增加乳酸菌和纤维的摄取量能够改善便秘问题，加速肠胃活动机能，成功赶走废物。但乳酸菌饮品不能够加热哦，天气冷，不适合胃寒怕冷的人喝。

功德 5. 按摩疗法

每天清晨将手心搓热，掌心敷在腹部上，画圆圈地按摩，顺时针 100 次，直到腹部有微热和蠕动的感觉即可。按摩能够很好地改善便秘，帮助身体排出毒素。

轻松，再轻松，便秘会跟你拜拜

便秘，最好的办法就是不急不躁，一要有一个平静的心态，轻松下来；二要让你的肠道悦纳你作息、饮食和行为上的习惯。

轻松，轻松，放松自己，你看看，你的便秘就会好一些。

便秘的发生，常和心理障碍、情绪、精神活动等心理因素有关。许多便秘患者都有不同程度的抑郁、焦虑、强迫观念及行为，这些不良的心理因素通过抑制外周自主神经对结肠、直肠和盆底肌肉的活动，使肠道蠕动减弱而引起便秘。

一、理性地对待便秘，心平气和地对待这个客观存在的事实。

二、可以忘掉它的存在，"既来之则安之"，只做到自己该做的调整步骤，不能轻视它，但也不可太重视它。你越关注越在意，通畅排便可能离你越来越远。

三、"三分治七分养"，便秘也是一样，你得靠你的好习惯来养，让你的肠道对你高兴起来，不感到"受委屈"。

饮食上要注意，生活习惯、工作节奏要放缓，要调理，不要觉得"有排毒养颜胶囊"就 OK，一句话，就是做好你自己。

正确对待习惯性便秘病症，保持乐观的心态，减少心理压力

除了要积极配合治疗，调理便秘外，平时要多了解一些人体自然生理过程和健康常识，在心理上有一个适应过程。

平时，对一些身体不适，某些习惯改变带来的便秘，不必过分紧张、焦虑。对排便次数则可采取顺其自然的态度，偶然出现未按时排便也不必介意。

不可因害怕便秘加重而情绪紧张，结果使便秘症状加重。有不少人过分注意排便次数，偶尔未按规律排便，如此，让自己的精神时刻处于急躁、焦虑当中，从而加重便秘。

因此，从根本上消除其抑郁心理，方能奏效。

精神上要保持放松状态，愉快、乐观，消除抑郁心理

心里有思想矛盾，有精神负担，活在焦急状态、精神创伤里的人，容易发生便秘。

做好心理调适，树立信心，同时改善生活习惯，养成规律化的生活，合理安排作息时间，注意劳逸、动静结合，使便秘逐步得到缓解和治愈，以提高生活质量。

轻松，再轻松，找好应对方法

其实，顺畅的大便不是一种奢求，你只要找对应对方法。

前面我们说到便秘之际，人的心态在调节便秘方面的关系，这会帮助你在排干净肠内大便的修行中，找到你的心态落点，会让你带着一份好心态，站在悦纳接受肠道的位置。

接下来，我给你说点儿具体的应对方法，相信这些必要的应对会帮到你。

为肚子里的"屎"找到拉出来的技巧——不妨做点运动

悄悄把椅子往后推，微曲双腿，做出坐的姿势，进行提肛运动。

吸气，微微提臀，收紧小腹，呼气，放松小腹肌肉。

如此反复，每天三次，每次大概 25 循环。收缩肛门可以直接刺激肠道，加速肠道的蠕动和排毒。

还有一款随时都可以练习的提肛法——

稍用力将肛门连续收缩、放松，每次十余下，隔 1~2 分钟再进行 1 次。

最初几天，每晨练 5+6 次，日间也可锻炼 2~3 次，待大便通畅，逐步减少锻炼次数。

这些简便容易掌握的腹部健身操，你也可以试试——

要知道，一次排便，需要动用盆底无数肌肉的协调作战才能完成，一块肌肉罢工，你的大便就会堵塞。

第 1 节：双手与肩同宽撑于地面上。

先将左手抬高，同时伸出右腿，保持手臂、腿部与身体成一直线，坚持 40 秒后换另一侧练习。

这个动作有助于缓解盆底肌肉的紧张程度。

第2节：身体平卧，用双肩和双脚支撑。

身体挺直后抬高左腿，坚持40秒。换另一条腿练习。这个动作有助于减轻肛门坠胀感。

第3节：身体平卧，抬高一侧大腿到与地面为45度左右的夹角。

坚持40秒。换另一侧大腿练习。这个动作有助于腹部肌肉力量的练习。

第4节：身体侧卧，肘关节支撑住上半身，另一侧手臂自然放到腰上，与身体成一条直线。

由肘关节和脚部支撑，将臀部和腿部抬离地面，保持40秒。随后换另一侧进行练习。这个动作有助于增加腰腹部力量。

第5节：身体侧卧，肘关节支撑住上半身，另一侧手掌放于垫上。

抬高位于上边的大腿，与地面成30度角即可。坚持40秒。这个动作有助于增加盆底肌肉的协调性。

第6节：身体平卧，屈起双腿。

利用腹部的力量抬起上半身到与地面成30度角，练习时手臂不用力。

这是一套共六节内容的健身操，掌握起来不难。具体的操练，主要通过加强腹部的活动，提高腹肌的运动强度促进胃肠动力运转，还可以加强盆底肌核心肌群的运动强度，提高盆底肌各肌群间的协调性。

这六节动作中，每个动作至少要做30次，每天至少把这六个动作练一遍，如果时间许可，多做几次也无妨。

找准排便的时机坐马桶

找准排便的时机，你得知道根据你的"便意"来，"便意"就是身体传达给你的它要你赶紧去"拉撒"的指令。

我们的身体常常通过意念的形式，向我们传达"便意"指令，很多人不明白，人体的运作模式，许多不是经由自己的意识所控制的。我们常常因为自己各种各样的忙，忙到人生的不方便，忙到连上厕所的时间都没有，如此，你的肠道就不会让你肚子里的"屎"好好方便地全排出来了。

就是这样，我们总会自作主张地将这个"便意"机制停下来，而且憋着不上厕所，"忍便"，让很多人忘了"便意"是由身体本身发出的催促你的指令。

有了便意，千万别忍，赶快上厕所！

我相信很多人都有过这样的事情，肚子火烧火燎催着你上厕所，却找不到厕所，或者因为忙，最后把想拉出来的大便，给忍到了没有。

如此，几番错失良机，你就不知道下次再想上厕所的点儿了，如果经常重复，便秘会找上你！

便意是怎么回事呢？你知道吗？

我们人体内的大肠环绕在腹腔中，为一段长约 1 ~ 1.5m 的管状脏器。当小肠吸收完食物中的营养素后，剩下的残余物，就会来到大肠。大肠的起点在右侧的腹部，而小肠吸收完的残余物含有许多水分。

大肠就负责吸收水分，内容物也慢慢地形成固体状。这时包覆肠道的肌肉会开始收缩，一边摇晃内容物，一边将它磨碎。

进入大肠的粪便，原先都是液体。经过一点一点水分的吸收，渐渐会变成固体状。而在大肠的运作时间，大约为 30~40 分钟。

当粪便来到直肠时，到了接近出口时，粪便形成类似香蕉的形状。这个过程中都是身体的自然运作，与我们的意识无关，直到进入直肠之后，周围的肌肉感知到有粪便产生，就会传送信号到脑部，产生便意。

坐马桶也有学问，你会拉屎吗？

蹲便最好，即采取蹲下来解大便的姿势，如此，可以让肛门周围肌肉更放松，同时，还能舒缓便秘，而且下蹲的姿势可以使腹压增大，更有助于顺畅排便。

当直肠肌与直肠形成的肛肠角度越大、直肠越直时，排便越顺畅。

坐着时，肛肠角约为 80~90 度，蹲着时，肛肠角可达到 100~110 度。此外，下蹲时腹部压力大，可促进排便。尤其是有心脑血管疾病的人，蹲式排便可减少发生意外的概率。

但现在的家庭，蹲式厕所很少见，都是形式一样的马桶。

坐马桶，姿势对不对，里面的学问也大。

有了便意，蹲在马桶上，排便前顺时针画圈按摩肚脐周围，顺应肠道蠕动的规律，刺激肠道，增加便意。还可以单手握拳，用力捶背数下，坐下前再轻轻捶背 10 下。

腿略为分开，比肩稍宽，两手轻握拳，放在两腿上，上身挺胸直腰并略带前倾，目视前方，心中想象着蓝天白云，想象无限美好。

　　采取蹲便的姿势，可放个小脚踏凳，适当将双脚垫高，这个姿势可以增加腹压，利于将肠道里的大便排干净。

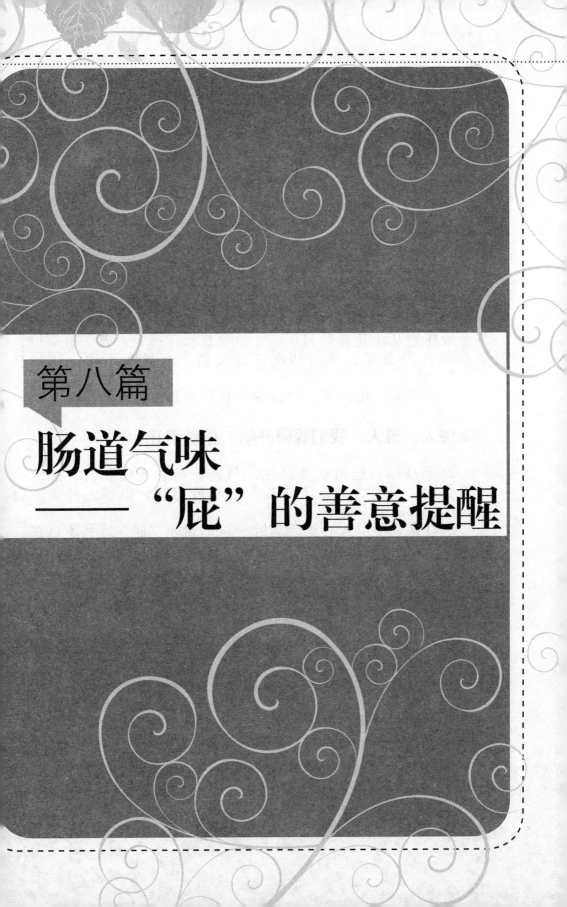

第八篇

肠道气味
——"屁"的善意提醒

躲不开的 "屁"

我们的身体，是座制造吃喝拉撒的工厂，身体内部脏器和谐参与之下，制造大小便的同时，也在制造"屁"，它是我们身体里躲不开的气体。

北宋大诗人苏东坡，有次参禅悟道后，觉得自己深得佛家奥义，并满心喜悦地写下"八风吹不动，端坐紫金帘"八字，并将自己的这番心悟寄给自己的好友，也是当时佛界高修大师的佛印，佛印看过，只回寄了"放屁"两个大字，苏东坡看了，气急败坏地从江北渡船到江南，他要找佛印理论一番，船靠岸，苏东坡还没上岸，佛印却在江边笑道"八风吹不动，一屁打过江"。

由此可见，我们身上的这种气体释放物，还是有些禅境的。

俗人，雅人，我们躲得开吗？你躲不开

对于身体内肠道蠕动产生的气流，当它走向肛门，形成一天里数次，甚至十几次不可控制的释放感时，很多人都觉得自己讨厌，怎么！又这样了！

这时候，不少人心里会为肚子里的这个"屁"感到不自在，但又躲不开。

屁都是臭的，谁都讨厌；尤其是公众场合，在几乎没有任何征兆的情况下，放屁会有一种并不"光明正大"的"偷"意味在里面，于是，人们愈加觉得放屁是一件脸上抹不开的害羞事。

其实，我们没必要为"屁"害羞、为"屁"不自在。人就靠一口气活着。

我们说话、喘气、吃饭、喝水，这些过程都在养着我们这口气，呼吸之下，就得释放，吸进去的，是需要的氧气，而呼出来的，那些与我们身体交集后所产生的气，多得通过"放屁"的形式释放出来，所以你躲不过。

自古以来，放"屁"被看做是一件不光彩的事儿，但即使你认为它再不光彩，也是自己身上的事，而且还是一件不喧自来的事情，是不由你控制的，你躲不开它。

刨根问"屁"

一个成年人每天通过肠道的气体约有 7～10，大部分可被肠壁的血管吸收，真正会排出去的气体可能只有 500ml 而已，平均一天放屁的次数介于 5～10 次之间，这也就构成正常情形下每天所排放出来的屁。

肠胃是臭屁的"大本营"，我们的胃，它分泌胃酸并分解食物。

我们可以做一个小实验，来体验一把"屁"的形成。

小苏打中加一些醋，就会产生类似于肠胃中"屁"的气体，这种气体会引起打嗝。

日常情况下，我们进食的食物，通过胃部消化系统，到达肠道时，它先成为糊状，再经运行于肠道所产生的微生物继续分解食物，并在分解过程中产生甲烷。

屁是什么样的气体形成的呢？吃饭时，不论是谁，都会将食物、饮料和空气一起吞进去。在不知道的情况下，有相当量的空气被吞进胃肠。

屁的成分中，大约有 70% 是被吸进的空气中所包含的气体，而且几乎都是被称为氮的气体。空气是由 78% 的氮、21% 的氧和 1% 的其他气体构成的。

其中，氧在肠内被肠内细菌几乎用尽。因此，屁中残留的主要是氮气。

比氮气次多的屁的成分是二氧化碳，这种气体大约占屁的20%。它们是从哪儿来的呢？有 3 个来源，肠中的消化液所含的重碳酸，是中和酸形成的，由肠内细菌制成的，从围绕肠壁的血液中漏出。剩余的约 10% 是由肠内细菌制造的碳酸气以外的各种气体。

屁的主要成分，为复合糖类分解后所产生的二氧化碳、氢气及甲烷气体，加上吞进去的氧气及氮气，还有一些氨气、脂肪酸及其他气体共同组成的。

屁，让人讨厌的臭味，来自其他的一些化学元素，譬如硫。

臭屁的味道，主要来源于食物中的多糖类与蛋白质，受到大肠内的菌发酵分解后所产生出来的硫化氢、氨、靛基质、粪臭素、挥发性胺以及挥发性脂肪酸等。

其中，硫化氢虽然含量极少，却最臭，足以令人掩鼻而逃。

我们在日常所见的鸡蛋、洋葱和豆类里面，也都会发现这种元素。许多动物，像鸟类、鱼类和昆虫的体内，也含有类似的气体结构，而且它们也会放屁。

屁中的三大成分——氮气、二氧化碳与氢气

屁的成分：屁包含了约400种气体。量多的是氢气、甲烷和二氧化碳。

自然大气中，氮气占78%，这样，我们在说话、吃饭、喝水时，会吞咽进氮气，而屁中所含的氮气则源于我们的这些嘴巴吞咽，而氮气在人体正常排放"屁"的气味中，其含量从20%能占到总含量的80%。

一个人排气所产生的"屁"里面，除了氮，还有二氧化碳，二氧化碳在屁中的含量也比较固定，基本上占到20%。

要知道，占屁大部分成分的氮气、氢气、甲烷和二氧化碳，它本是无味的。假若"屁"中只含有这些，排出来的"屁"无臭无味，属于身体健康的排气，而且它也不至于让你面子上过不去。

氢气的含量，因为人不同的饮食习惯所导致的体质，常会有很大的变异，甚至有少数人将近有高达50%的氢气含量，由此，会导致一个人放臭屁。

放臭屁是件很尴尬的事情，这是臭屁中的硫化氢在作祟所导致的。

硫化氢的味道很臭，我们泡硫黄温泉时会闻到这种气味，还有就是烫头发时所加入的烫发药水里的硫氨基酸所释放出的味道。

肉食类的食品，它所含的蛋白质经肠胃加热变性后，很容易产生氢维生素B1，生活中，当你吃下大量的油炸食物、肉类烧烤、煮蛋或卤蛋，这些食物所产生的氢维生素B1，也会为你造成臭屁。

屁是怎么产生的呢？

放屁，是我们的身体要求肠道及时进行排毒的保护提醒机制。

屁的产生，是因为我们吃的食物里那些未被分解的部分，包含纤维和糖类，就成为大肠菌的食物，而大肠细菌饱餐这些后，就会不断地释放气，让这些气在体内累积，形成一股气压，当肠道内的这些压力太大时，气流就会被排挤出体外，这样就形成了屁。

屁者，五谷杂粮幻化之气也。放屁是人的一种正常生理现象。

人在吃食物时，由于消化道正常菌群的作用，产生了较多的气体。这些气体，随同肠蠕动向下运行，由肛门排出。排出时，由于肛门括约肌的作用，有时还产生响声。所以，放屁是肠道正常运行的一种表现。

相反，如果不放屁，或放屁过多过臭，则为一种异常现象。

每个健康人的大肠内，大约居住着100多种细菌，而其数量逾百万只，在小肠未受到吸收分解的物质抵达了大肠后，细菌就会开始发酵分解这些物质，并产生种种气体，这就是屁的来源。

因此，每个人的屁会有不同的成分、数量、频率，这些除了有入口食物的影响外，还取决于每个人肠道中细菌的种类。

身体排气——屁的量化指标

我们应该明白：放屁是人的正常生理现象，如果哪一天你放屁的次数多了，也就说明你的健康有问题，也该警惕了。

人，不论是谁，都有相当量的屁。然而这个量里面，过多或过少都不合适。

一个人一天要放多少屁呢？很多人对这个问题，基本上处于未加关注的状态，原因是大部分人觉得它无关紧要。

一个人一天中的屁量，少的是数百毫升，多的则能达到数升，相差 10 倍。

健康人一天大约放 1L 的屁。一天大约要放屁 10 至 15 次。

传统饮食习惯下，食物经过消化和吸收，它们通过小肠进入大肠后，蛋白质和脂肪残余是少量的，这些少量残余在肠道菌群的作用下，还可继续合成人体必需的物质，如 B 族维生素、维生素 K 和一些非必需氨基酸，这些都是有益健康的。

屁的多少与人们的饮食有关。洋葱、生姜、生蒜、薯类、甜食、豆类和面食，由于上述这些食物含有可产生大量氢和二氧化碳、硫化氢等气体的基质，食后，往往会废气大增，不断放屁。

屁的多少还与人的消化机能强弱有关。消化不良时，肠道细菌发酵快，容易产生气体而使人排屁。

放屁次数过多，而且大于正常值

这种情况下，可能是出现了消化不良、胃炎、肠炎胃肠动力等功能紊乱疾病。

放屁过多，还有一个可能，就是摄入了过多的淀粉类、蛋白质类以及刺激性食物，豆类、土豆、蛋类、大量牛奶、大蒜、洋葱和韭菜等这些东西，在进食速度过快、过多的情形下，也会导致放屁的频繁。

　　只要是这些情况，你就不必太多地关注它，这也不是有什么身体问题的提示，也无须治疗，此时，这类屁也只是提醒你得调整饮食习惯啦。

　　引发"屁量"增多的原因有两种前提：

　　其一是由于饮食的关系。若人体摄入过多的酸性食物，会引发放屁多的现象。

　　豆制品、花生等，或一些通便的食物，会在代谢中产生过多的气体，从而导致屁多。

　　特别是豆类食物，当人体缺乏必要的酶来充分消化豆类中的多糖时，就会释放出响屁。

　　一些产气的食物，如地瓜、洋葱、卷心菜等，也会有导致放屁多的情形。

　　如果没有吃这些食物，而出现放屁过多的现象，则可能是消化系统出了问题，如胃炎、肠炎等。

　　也有可能是患"激躁性大肠症候群"，这类情形，伴有腹痛、腹胀，也会有放屁多的现象。

　　其二就是口腔做吞咽动作时所咽下去的气体。

　　习惯性吞咽动作过多，也可能由于摄入较多空气，而导致频繁放屁。

　　一些人吃饭爱说话，他们就会在吞咽食物的过程中，比少说或不说话的人咽下去更多的空气，也会让自己形成"屁"多的条件优势。由此看，古人云"食不言"，确实有一定的道理。

　　放屁过多，不是由肠道不适病症引发的前提下，你不妨这样做——

　　在饮食上建议您少量多餐，不要暴饮暴食。

吃东西时，宜细嚼慢咽，以免一起吃下太多空气。

容易产气的食物，要找对吃它的时间。

过多地摄取淀粉类食物容易招致屁多，譬如，市场上出售的甜食、红薯、土豆等，还有各类面食，多吃面食的人放屁也多，这类食物，容易使肠腔产气过多，导致放屁增多，粪便量加大。

最好找对食用它们的时间再吃。为避免这一情形，可适量增加蛋白质、蔬菜类食物，饮食上达到平衡。

不臭的屁最好，无屁反而不正常

一个人正常与不正常排气之下所产生的屁，在公众场所扰乱着我们，知道排气哪些属于不正常，一可以预知我们的身体当下的健康程度，二可以减少我们脸面上的尴尬——

屁是肠道内细菌制造的各种气体。起着通知我们身体状况的非常重要的作用。

一般人认为，放屁并不是疾病，但对应我们屁中的成分、形成与排放规律，当一个人的放屁频率、次数与臭味发生改变时，它能显现出你当下的不适程度与病症。

不臭的屁最好，你排放这种气，说明你最健康

一般肠胃情况良好的健康人，在适量食用丰富、均衡的食物纤维膳食后，食物会在胃和小肠内被充分消化、吸收，向居住在肠内细菌的大肠输送着含有大量食物纤维的残渣。如此，肠内细菌将它们作为食物吞进时，就会制造出不臭的屁。所以屁就应该是不臭的。

无屁：异常→肠道：1. 肠阻塞 2. 肠瘫痪——一点儿动静都没有

屁虽臭，但放屁是一种正常的生理需要，它对人的健康有利。

一个人一天到晚不放一个屁，这对健康不利。一年到头绝不放屁的人，极有可能是胃肠道出了毛病。

一个人无屁，可能是肠道完全阻塞或是肠蠕动消失，即肠阻塞与肠瘫痪症，此时病人会有腹胀与便秘的情形。

从单纯的大便阻塞，到肠粘连，甚至是大肠癌；而后者的

原因多来自全身性疾病，如脑中风、糖尿病神经病变，或是服用某些特殊药物，如抗乙酰胆碱、钙离子阻断剂等，导致肠道蠕动消失。

其实，不放屁未必是好事，正常放屁的人还要比不放屁的人健康。

大鱼大肉吃多了，运动量少了，而且整天久坐，这些都会引起便秘、腹胀、腹痛等病症，从而减少放屁或者干脆就不放屁了。

老年人，年龄的递增使得他们肠蠕动慢，由此，这些人的新陈代谢也会愈渐放缓，由此，他们也是不放屁的一大族群。

刚出生的孩子不放屁，你得要检查是否为无肛症或肛门发育不全。大人没有屁放，而且腹部发胀如鼓，这说明腹部胀气，如此，需要考虑肛门直肠是否有毛病，如炎症、肿瘤、便秘、痔疮等，如有必要须肛门插管排气。

患有肠套叠、肠扭转、肠梗阻无屁，是因为屁被肠子堵住。

放屁过少，身体出现异常时，可吃一些造屁食物帮助排除体内"毒气"。

如洋葱、生姜、生蒜、薯类、甜食、豆类和面食、萝卜等。

排气导致放屁多怎么办

不停地放屁，将自己放屁放到难为情了，你说心烦不心烦，难为情啊。如果是臭屁，你会不会有"钻到地缝里"的感觉呢？要说，这时，你就别不好意思了，也该关心你的肠胃了。

正常人平均每天要放 5~10 次屁，共排出约 500ml 的气体。

我们知道，正常情况下，屁的主要成分是被吸入的空气中的氮气所产生的二氧化碳、氢气和沼气。

比方说，很多时候，我们在进食和说话时，由于习惯，常常在谁都没在意的情形下，吞进了空气。还有，胃灼热，这种不算病症的不舒服，很多人都遇到过，这时候，人们多想打嗝轻松一下啊，但这样吸进的空气也增加了。在应激状态下，心里着急时，吸进的空气也在增加。

这时，通过打嗝吐出一部分空气后，残余空气则从胃和小肠进入大肠，这样，屁就增多了。

屁在什么时候增多呢?

一是由被吞进的空气增加，二是由肠内大量碳水化合物聚集，致使细菌制造的气体增多，这两种情形，自然会导致出现屁量增多。

当然，这也是人体常态下的屁量增多。

当屁量超过这些，明显增多，你可从下面这两方面来更进一步考虑——

吞咽了太多的空气：情绪焦虑、紧张，或因鼻部疾病，如气喘与慢性阻塞性肺病，会张口呼吸，也会吃进大量的空气。

进食大量碳水化合物：包括消化功能不良或是摄取太多无

法被肠道吸收的多糖类，如高纤维的地瓜、洋葱、卷心菜、香蕉、玉米、白萝卜、马铃薯、大麦、燕麦等。

此外，麦芽糖、果糖、啤酒、乳糖缺乏，无法在小肠吸收的乳糖也会增加肠道产气量，也会导致不太臭的多屁。

🍃 屁量多，而且又很臭，会有上述因素，除此外，还有其他的原因

杂七杂八吃了很多甜点、小吃，食物中的那些生葱、洋葱、生姜、韭菜、生蒜、地瓜、甜食、豆制品和面食、包心菜、豌豆、菜花、南瓜、萝卜都是容易使大肠"生气"的蔬菜，经过消化后，它们都会产生大量氢气、二氧化碳与硫化氢等。

如此，也会形成屎气扑鼻的"屁"来，这类屁，又臭又长之下，可谓"屁"中威力最大的屁了。

这种时候，你可以多多观察：自己到底吃了哪些容易放屁的食物，然后避免吃这些食物，其次是少量多餐，不暴饮暴食，平日吃饭，宜细嚼慢咽，避免吃下太多的空气。

这是克制屁多的原因，上述这些调理，若仍不见改善，可考虑喝酸奶，改变肠胃道的细菌丛，改善屁多还臭的症状。

🍃 老人、孩子屁多，消化功能出了毛病

遇到这种情况，第二天就应减少食量，让消化道有一个休息恢复的过程。

老人屁多，经常有臭味，则说明蛋白质饮食吃得多了，肠胃负担太重了，应减少或立即改为素食，以防止发生肠胃疾病。

小儿放屁或呃逆不断，并有酸臭味儿，是消化不良的表现，应减少食量；如断断续续放屁，但无臭味，多是胃肠排空后，因饥饿引起的肠蠕动增强造成的，这种情况提示家长，孩子饿了，

应及时喂食。多屁多粪便，孩子在多食了蚕豆、豌豆、山芋等食物的情形下，也会引起屁多，这时，不妨减少淀粉含量高的食物。

除此之外，患有肝脏、胆道、胃肠和胰腺疾病的人，也有屁多的现象，吃了花生或豆类食品容易放屁，这是因为其中含有小肠不能消化的特异碳水化合物，在大肠作用后产生氢气、甲烷等气体。

让人讨厌的臭屁

放臭屁，最不雅。屁之所以会臭，其中所含的硫化氢就是"罪魁祸首"。

一个人若不是进食大蒜、洋葱、韭菜等含有刺激性气味的食物，或摄入过多的肉食，而无端引起放出奇臭无比的屁时，那就要引起足够的重视了，这可能是一些肠道炎症或者胃肠功能障碍而引起的，还有放屁太臭，也是你的肠道向你发出你有可能患上肠癌的信号。

臭屁：异常→肠道：1.消化功能不良 2.消化道出血 3.肠道内有细菌感染 4.肠胃道有恶性肿瘤 5.饮食的问题——闷声臭屁

臭屁有两种情况，放屁太臭时就更要小心自己的身体，总不放屁说明肠代谢减慢。

一是大便稀溏，放出来的屁屎臭味很浓，如果大便排出，屁便中止。从这一点来看，"屁是屎头"是有道理的。

二是屁的臭味特别浓，如同臭鸡蛋一样臭不可闻。这是由于进食过多蛋白质类食物，使肠道发生了食物滞留。

滞留的蛋白质食物在消化道内被分解后，产生了胺类，胺就具有这种恶臭味。解决的办法是减少食量，特别是减少含蛋白质类食物的量。

吃进的食物含蛋白质、大蒜、豆类及其他豆制品。

细菌发酵产气，由于富含硫化氢，故排气会很臭。

肠胃蠕动及消化功能不良，造成肠内有害细菌繁殖，尤其是厌氧菌的滋生。

大量发酵产气，除了会排出很臭的气体外，也会因为过多的肠气加重消化不良的症状。

当消化道出血造成血液积滞在胃肠道中，胃酸及肠道细菌会将血液分解。

此时的屁会有一种腥臭味，而且粪便会像柏油般黑黑黏黏的形状。

肠道内有细菌感染时。

由于肠黏膜受到细菌毒素的破坏。除了放屁有恶臭味外，大便也会排出剥落的坏死黏膜上皮细胞，临床症状经常合并，有肠绞痛、里急后重，甚至发烧的情形。

肠胃道有恶性肿瘤时。

因为癌组织糜烂、剥落、出血，再加上细菌的分解发酵作用，放出的屁也会带有腥臭味。

动物性蛋白质和脂肪的摄入量增加太多时，就会超出小肠消化吸收的能力，如此，进入大肠的就不再是少量残余了。在大肠这个"发酵罐"中，过多的营养物质会导致菌群失调，并将那些富余的营养大量合成胺类物质，胺即致癌物。

胺，或为液体，或为挥发性气体，十分臭。所以，有些时候人们吃得太多太好，肠道负担太重，就会放臭屁。

放臭屁，不仅是难堪的事，还是一个危险信号。

食肉多时，食物就不能被胃和小肠完全消化。而未被消化的蛋白质和脂肪会被送进大肠。于是，大肠内以蛋白质和脂肪为食的肠内细菌就会增加，可是它们对身体有害，而且这些有害的肠内细菌，会使蛋白质和脂肪腐败，产生让人讨厌的臭气。

这种臭气包含多种气体，分别被称为氨、臭味素、吲哚、硫化氢、胺和气体状脂肪酸。

我们大便的恶臭之源，大多也与这些成分有关。

我们常说闷屁臭，意思是无声的屁臭。一个人什么时候会放出无声的臭屁呢？

胃肠衰弱或有病，消化力降低，再加上摄取含食物纤维少而肉多的食物时，有害的肠内细菌增加，于是在肠内制造臭气。如此，大肠内部长期处于运行恶化，放屁的力气也减弱。如此，臭屁是不健康的，是不出声地跑出来的。

🍃 臭长屁：异常→肠道：饮食的问题——响屁不臭，臭屁不响——又臭又长的屁

俗话说：响屁不臭，臭屁不响。这从屁的成分及形成原因看，是有道理的。

响屁，通常代表肠气中有大量的二氧化碳与氢气，而且它直接稀释了其中的硫化氢与其他臭气；然而当二氧化碳与氢气被细菌作用成甲烷后，屁量会浓缩成原来的五分之一，此时屁量大减，相对的臭气也就会增加。

当胃和肠衰弱，那些未被消化、吸收的食物，会被送进大肠，而肠内的细菌，会将其作为食物吞进，不断增加、繁殖这种气体。而当这种有害的肠内细菌增多失衡时，就会产生臭屁。

排到肛门口的"屁"不能憋

人体的排气方式有三种，一是以打嗝的方式从胃部排出，二是通过肛门以"放屁"的形式排出，三是由血液渗透而入的气体。

"屁"，很多时候在我们的周身窜来窜去，很多人觉得我这话有些不入情理，但事实上就这样，屁真的会在我们周身窜来窜去。

这是为什么呢？我们知道：人通过呼气，放出来屁，而且屁是从肛门放出来的。

那怎么"屁"还在我们的周身窜来窜去呢？这是因为肠内的屁成分，一部分会进入围绕肠壁的血液，随着血液，从心脏进入到肺，从肺排出，即呼气的同时向外呼出。还有一部分，通过皮肤的毛孔释放出来。

这样，我们肠内细菌所制造的沼气和氢气等各种气体，包括氨等臭气，就会出现在我们呼出的气体中。

但我们如果忍着"屁"不放，体内的气体先会让你的肠子膨胀起来，接着肚子也会鼓起来。而积存压力的气体，进入流向肠壁的血液中，它们会沿着血液在全身的五脏六腑窜来窜去。

有屁不能憋，憋屁和憋大便的危害一样大

我们有屁不放，憋着，会让肠内形成太多的气体积存，此时，就像空气被吹进细长的气球中那样，让肠内各处迅速膨胀。肠被刺激而产生痉挛，就会隐隐作痛。这时候，憋在大肠中的屁就会慢慢地被肠壁所吸收而进入到血液里，对人体有害。

憋屁：会让肠内有害的细菌滋长，也会让身体产生并释放有害且有臭味的气体。更会让有害气体窜在血液里在全身循环，

沿着血液的流动奔向全身，再与呼气同时排出。是非常不利于身体的排泄平衡的。

此时，面对腹胀，不妨用手按摩腹部，以促进肠道蠕动，这样，有助于屁之排出，从而消除气胀的不适感。

忍着不放屁：会造成慢性中毒，没有放出的屁会被肠壁吸收，它还会进入血液中，会使得有毒气体不能以最简单的方式释放，这样不但增加身体的负担，而且会形成机体的慢性中毒，而且这也是导致人体衰老的一个原因。

这不是什么危言耸听的事情，不少人为不失体面，宁愿憋着，憋到脸红，也不把"屁"排出来，这可是最影响身体健康的一件事。

历史上，医家有"屁一发，药千服"，这句话意思是说：放一个屁，就像服一千次药那样，对我们的身体是有益的。

因此，奉劝诸位不要憋着，还是痛痛快快把屁放出去为好。

屁是声大的好——此时你是非常健康的

许多人，面对这样的观点，会觉得这与身体健康没有多大联系。

其实，事实还真是这样，医生或营养学家，他们对于"屁"有着这样的认同。

一个人有规律、均衡地摄取含食物纤维多的蔬菜、水果、海藻和豆类等时，大便的量和硬度就会合乎肠道的满意度，而且也会利用肠道有益细菌的增加，从而保障了肠道的细菌平衡，这种情况下，我们体内形成的"屁"就不会臭，如此，肠道就会健康活泼地运行，让体内的"屁"力量十足地从肛门放出，此时，随着"屁"的排出，就会发出大的声音。

"大屁"常提醒着我们，你的肠胃是健康的，所以说屁是声大的好。

其实，这是一种正常的反应，我们在它的生理意义面前，不仅要正视它，还要学会"辨别"它，你要做的是找个没人的地方尽情地排出它来。

关注自身颜面的朋友，尤其是那些关心自己脸庞"靓"与"不靓"的女性朋友，你得明白：放屁失调，或长时间不放屁，会影响新陈代谢，容易发生腹胀和胃肠道疾病，也有可能导致脸上长粉刺和雀斑，引起皮肤干燥、粗糙。

因此，要尽可能地多吃蔬菜水果，加强运动锻炼，借助身体里的"响屁"促进身体排毒。

🍃 "屁"里的健康小常识

屁是一种危险的气体，屁中所含的氢有时会高达 47％。因此科学家告诫，在这种情况下，要严禁烟火。国外曾有一则报道，在一次肠道手术时，因电手术刀工作时短路产生电火花，使肠道内溢出的屁发生爆炸，还炸掉了一段肠子。所幸的是，屁中的氢并非总是保持在引爆的临界值，而且进入空气的屁又会很快被稀释。即便这样，在某些特定的场所，对屁仍不能掉以轻心。比如在航天飞船上，宇航员放屁就有可能引起火花，其后果不堪设想。为此，美国国家航空与航天局为了解除隐患，还专门设立课题，划拨经费，对屁进行全面、深入、系统的研究：摄食何种食物，才能使宇航员在飞行的过程中少放屁，防患于未然。

屁也是临床诊断的一项依据，如有的人腹痛如绞，怀疑自己身染急症，谁知放了一阵屁之后，腹痛顿时缓解，这就是屁在作怪。如果人数日不放屁，不拉屎，腹痛阵阵，则往往是肠道梗阻的先兆。如果屁声连连作响，臭气熏人，则可能与消化不良有关。因此，医院大夫在问诊时也会询问病人的放屁情况，有助于了解病人的消化功能。

外科医生在进行腹部手术后，对病人是否放屁特别关心。若连连放屁，则说明胃肠蠕动已恢复正常，这时病人才可以进食。反之，若手术后3～4天仍不放屁，那就要采取相应措施，设法把屁引出来。对腹部明显胀气且又不放屁者，有时还要采用插管的办法，给屁以通路。可见，屁在某些情况下是很有价值的。

第九篇

致癌的病菌
——幽门螺旋杆菌

认识幽门螺旋杆菌

幽门螺旋杆菌，是一种对人体构成很大威胁的坏菌，也是一种能导致细胞癌变的菌。生活中人们警惕着这种细菌，也躲避着这种菌，减少它在胃幽门部位的存活机会。

幽门螺旋杆菌，是人体的坏菌，这一点是无疑的，由此引起了人们的警觉。

幽门螺旋杆菌是一种与慢性胃炎、胃溃疡和胃癌密切相关的微需氧菌，这种菌，只会盯着人，只在人体的胃肠部存活。

我们知道人体的胃部环境，因为胃酸的存在，极少有菌在胃里面存活，但幽门螺旋杆菌却能在胃里生长，我们看看它是怎么钻了我们人体胃部环境的空子。

因为人体胃部高指数的胃酸酸性，好菌和坏菌，都会面临被杀死的可能，幽门螺旋杆菌自身有一种适应胃部环境的酶和蛋白，这是它在高浓胃酸环境下生存的依仗，幽门螺旋杆菌，依仗着这种自身优势，让它常常隐藏在胃黏膜上皮表面和胃黏液的底层。

幽门螺旋杆菌，是一种感染人体胃部的螺旋状细菌，这种菌表面非常光滑，其一端有 4～6 根鞭毛，幽门螺旋杆菌靠着它鞭毛的摆动，为其祸乱于我们身体的行动提供了速度与传播能量，让它常常快速穿过胃黏液层，覆盖在胃黏膜上。

现代医学发现：幽门螺旋杆菌会在胃和十二指肠黏膜生长，引起黏膜炎症，破坏胃黏膜，轻者导致胃炎，重者导致溃疡，甚至引发胃癌或胃部淋巴瘤。

我们之所以对它避之又避，是因为幽门螺旋杆菌这个可恶的家伙还是会传染的。

感染幽门螺旋杆菌后，若不进行治疗，几乎终身处于持续感染中。因此，幽门螺旋杆菌感染概率总的来讲，随着年龄增长而增长。

所以，一旦感染了，要趁早治疗，以绝后患。

幽门螺旋杆菌的传染力很强，可通过手、不洁食物、不洁餐具、粪便等途径传染。所以，日常饮食要养成良好的卫生习惯，预防感染。

1994年，国际癌症研究机构还对幽门螺旋杆菌得出"有致癌作用"的结论。而世界卫生组织把它列为一类致癌菌。

如何有效预防幽门螺旋杆菌的传播感染

幽门螺旋杆菌，因为它极强的传染性，在生活中让很多人恐慌。然而，我们生活中如果做好对这种坏菌的有效预防，还是会躲开它对我们的骚扰的。

一、幽门螺旋杆菌的口腔传播预防

幽门螺旋杆菌，很多情形下是经口腔进入它祸害我们身体的地盘儿的。

口腔传播：病人和带菌者的牙垢与唾液。

生活中曾有1岁孩子患上胃病的事，肚子里有了幽门螺旋杆菌，医生很好奇，觉得对这么小的孩子是根本不可能的事，但诊断却又的确如此。怎么回事，仔细了解，有答案了。原来很多隔辈老人，他们疼孩子，奶奶常常是口对口把自己嚼碎的食物喂给孩子，这是一个很不好的习惯。

老年人，有这种疼孩子习惯的，往往口腔卫生不好，感染幽门螺旋杆菌的机会也多。还有，不少爸妈给孩子喂食时习惯用嘴吹凉食物，也不好，也有可能传播自己口腔里的菌。

因此，要注意口腔卫生、防止菌从口入。

唾液传播：多人一个或几个盘中共享一桌菜品美食的团圆饭。

生活中，大多数家庭甚至单位的聚餐，都有讲求团圆相聚共享一桌菜品美食的情形，这种时候，有没有分餐或使用公筷，也很重要，看似生分，实则对身体好，减少坏菌通过唾液的传播。

一家人，或一群能聚到一起的朋友，共享一桌子菜品美食，如果不分餐，不增添餐桌上供众人使用的公筷，极易通过你我大家各自的筷子，将各自筷子上的唾液传播到菜品食物里面，形成唾液的相互传播，这也是很多幽门螺旋杆菌非常常见的一个传播途径。

怎么办？从意识上，日常就餐习惯上，改变用餐方式，选择分餐制或使用公筷。

饮用水传播：研究发现，世界上一些地域的饮用水里面也会存在幽门螺旋杆菌。

科学家在一些拉美国家的饮水里，发现幽门螺旋杆菌，他们在这项研究中，还发现一些坏菌，在河水中能存活3年。而且，这些专家也证实：幽门螺旋杆菌可在自来水中存活4~10天。

因此，生活中，喝开水不喝生水，吃熟食不吃生食，牛奶则要在消毒后再饮用，等等，这些卫生讲求，是有一定道理的。

饮食不当：吃或喝了不适合自己的食物。

坚硬、不易消化的，生冷酸辣、油炸刺激，烟熏、腌制的，少吃。

这些食物含有亚硝胺，具有致癌作用，应尽量避免。

不洁、变质的食物，极易导致幽门螺旋杆菌感染，少碰为好。

酒糟鼻与幽门螺旋杆菌

生活中，人们普遍关注重视身体与幽门螺旋杆菌感染这件事，而且往往还把看似与幽门螺旋杆菌不沾边的一件事——脸上的酒糟鼻联系在一起，常常通过酒糟鼻来看身体内部的幽门螺旋杆菌。

脸上的酒糟鼻，怎么和肚子里的幽门螺旋杆菌联系在一起了呢？

细菌是看不见的，我们又怎么能够知道自己被幽门螺旋杆菌感染了，但现在大多数人已经将酒糟鼻与幽门螺旋杆菌联系在一起了。而且很多看酒糟鼻的医生，也建议患者去查一查幽门螺旋杆菌。

的确，酒糟鼻就是幽门螺旋杆菌反映在面部的信息。

有酒糟鼻的人大部分都被感染了幽门螺旋杆菌，而遏制住幽门螺旋杆菌的同时，脸上的酒糟鼻情况也会好。

酒糟鼻与胃部的幽门螺旋杆菌感染有密切的关系。究其原因，可能是胃里的幽门螺旋杆菌感染后激发身体产生抗体，最后在鼻部产生皮疹等炎症反应。

大多数酒糟鼻患者和胃溃疡患者，都有幽门螺旋杆菌，而胃十二指肠球部溃疡患者人当中，幽门螺旋杆菌的检出人数更高。

酒糟鼻是幽门螺旋杆菌感染的胃肠道外在症状。不同幽门螺旋杆菌菌株的毒力不同，而且它们感染后的表现也不一样。

幽门螺旋杆菌定居于人体胃部，这种危害人体的坏菌，能刺激胃泌素的合成，胃泌素为红斑诱发物质，幽门螺旋杆菌，能释放某些血管活性毒素，在酒糟鼻的红斑期起致病作用。

德国最新研究发现，约有88%的酒糟鼻人群是因幽门螺旋杆菌感染引发的。

传统中医药幽门螺旋杆菌感染引起的酒糟鼻有抑制作用

中药黄连、鲜荸荠、雄黄对幽门螺旋杆菌感染所引发的酒糟鼻也有治疗作用。

黄连这味中药，在所有能抑杀幽门螺旋杆菌的中药中，排名靠前，是不错的选择。

中医发现，用黄连清胃火治疗酒糟鼻，不但符合中医的医理，也同样符合西医的理论。

鲜荸荠和雄黄治幽门螺旋杆菌引发的酒糟鼻验方：

验方一：用新鲜荸荠（俗称马蹄）洗净，拦腰切开，以切面紧贴鼻尖、鼻翼两侧。

1. 来回擦拭，直到荸荠的白粉浆涂满鼻子表面。

2. 等白粉浆干了再擦，层层堆积，次数越多，堆积越厚，效果越好。每日晚上涂擦一次，一个月为一个疗程。

验方二：将雄黄1g研成细末，以蛋清少许拌成药糊。

用食醋洗净鼻子后，涂抹药糊于患部，每日3次。

每次涂前均用食醋洗去前药，再行涂抹。1~2周为一个疗程。

这两个外用偏方的主要作用是杀菌、杀虫、消炎，雄黄这味药的杀虫效果甚佳，荸荠对细菌、真菌都有较强的杀灭作用。

幽门螺旋杆菌的存活条件

胃液中的胃酸，相当于 0.2% ~ 0.4% 的盐酸，它能杀死食物里大部分的菌，从而确保胃和肠道的安全，但幽门螺旋杆菌却在我们的身体当中存活了下来。

胃液对消化食物起着重要的作用，正常胃液呈酸性。

胃液中的胃酸，pH 值在 2 左右。它在杀死食物里大量细菌的同时，还能增加胃蛋白酶的活性，帮助消化。

而幽门螺旋杆菌存活的条件很苛刻。要求氧浓度在 8%~10%，pH 值在 5~7。而胃酸的 PH 值是 2 左右，要说它是无缘在我们身体里存活的。

可为什么它能活下来呢？这是因为胃小凹是在胃黏膜的下方，没有胃酸，而它的 pH 值适合幽门螺旋杆菌的生长。

幽门螺旋杆菌，在我们胃部的胃小凹中找到了自己的地盘儿，它就好像住进了一所舒适的房间，而胃黏膜在它的上方等于又给它盖了一床温暖的被子。

所以，不要破坏自己的胃酸浓度，尤其是在进食的时候。

人的胃，是持续分泌胃酸的，其基础排出率约为最大排出率的 10%，且呈昼夜变化，入睡后几小时达高峰，清晨醒来之前最低。

而一个人的规律饮食，就可以维持胃酸正常分泌周期。

平时，我们就餐时饮水多，也会降低胃酸浓度，如果这时不小心被幽门螺旋杆菌侵入，在胃酸浓度下降的情形下，则会有助于幽门螺旋杆菌顺利到达胃小凹。

感染了幽门螺旋杆菌，也不要怕，我们除了依靠药物治疗外，可适当利用酸奶中的乳酸菌，有效抑制幽门螺旋杆菌的生长，事实证明，在接受医生的常规治疗的前提下，多喝些酸奶是有帮助的。

幽门螺旋杆菌与肠胃部疾病

另外，幽门螺旋杆菌，是慢性活动性胃炎病原菌、消化性溃疡的重要致病因子。

在胃病患者当中，幽门螺旋杆菌的检出率，远高于人群中的总检出率，这说明幽门螺旋杆菌感染者并不都得胃病。

这可能还蕴藏着与致病有关的其他因素，特别是遗传因素。

幽门螺旋杆菌和炎症有关，为什么会和溃疡、胃癌、淋巴瘤有关呢？

溃疡病每年都治，每年都犯，治好了，可能季节变化了，或者饮食不当了，就会犯。

这是胃部幽门的螺旋杆菌在作怪，由于它的存在，使得溃疡延迟不愈，总处在反复发作当中。

幽门螺旋杆菌为什么和胃癌有关，这与幽门螺旋杆菌引起的溃疡炎症有关，因为这些炎症，首先会使得胃肠部黏膜发生变化，会让慢性炎症可能向胃癌的方向转化。时间长了，这种长期慢性感染就可以引起胃癌。

目前的淋巴瘤病人，80%~90% 都有幽门螺旋杆菌的感染。如果根除了这个细菌以后，要是早期的淋巴瘤，胃部的淋巴瘤就可以缩小或者消失。

幽门螺旋杆菌感染者日常吃什么

限制多渣食物：油煎、油炸食物以及含粗纤维较多的。

避免吃芹菜、韭菜、豆芽、火腿、腊肉、鱼干儿及各种粗粮。这些食物，不仅粗糙不易消化，而且还会引发大量胃液分泌，加重胃的负担。

但经加工制成菜泥等易消化的食物，可以食用。

应选用易消化，含足够热量、蛋白质和维生素丰富的食物。

如稀饭、细面条、牛奶、软米饭、豆浆、鸡蛋、瘦肉、豆腐和豆制品；含维生素 A、B、C 的食物，如新鲜蔬菜和水果等。

这些食物可以增强机体抵抗力，有助于修复受损的组织。泛酸多的患者应少用牛奶。

不吃刺激胃酸分泌的食物——

肉汤、生葱、生蒜、浓缩果汁、咖啡、酒、浓茶等，以及过甜、过酸、过咸、过热、生、冷、硬等食物。

甜食可增加胃酸分泌，刺激溃疡面加重病情；过热食物刺激溃疡面，引起疼痛，致使溃疡面血管扩张而引起出血；辛辣食物刺激溃疡面，使胃酸分泌增加；过冷、过硬的食物不易消化，可加重病情。

附录 1

别让肠道沙漠化——厨房远离有害菌

洗菜和碗的水池

厨房的水池，既要洗菜，还要洗碗，也是家庭里一处很容易积存油垢的地方。

因此，需要对这个地方的清洁去污用点心，这里的油污往往比较重，此时不妨在有油污的地方撒一点儿盐，然后用废旧的保鲜膜上下擦拭，擦拭后用温水冲洗几遍，也能让水池光亮如新。

而水池四周的弯角和下水处，可准备专用的小刷子或者牙刷，用细盐、肥皂水、清洁剂擦拭，对于下水处的水盖，用温肥皂水浸泡20~30分钟，也会达到去污效果。

煤气灶的清洗

用煮面后剩下的热汤，去除煤气灶表面的油垢。

先用煮面条后剩下的热汤，涂在煤气灶的表面，等过一会儿，用布擦拭，用水冲净。

煤气灶宜在做完饭后趁热清洁。

清洁煤气灶，宜在做完饭后趁热进行清洗，趁煤气灶还有余温时，用湿布加肥皂水或苏打水擦拭，效果会比较好。

如果待煤气灶完全冷却，油污、煮粥溅出的米汤等，就很难擦净。

清洗煤气灶，啤酒浸泡百洁布再擦拭。

还有一种清扫灶台的好办法，先把百洁布在啤酒中浸泡一会儿，然后擦拭有顽渍的灶台、灶具，即可光亮如新。

此外，使用剩下的萝卜或青瓜碎屑，蘸清洁剂刷洗，之后再用清水冲洗尽，也是一个不错的选择。

❧ 果盆与零碎器皿

玻璃器皿：茶叶渣擦油瓶，薄绵纸擦印花玻璃器皿。

长期使用的玻璃器皿，譬如油瓶，如果有很多污垢，试试用茶叶渣洗擦。

印花图案的玻璃器皿，脏了怎么办？

别用洗洁精清洗，可用薄绵纸，能对器皿上的印花图案起到保护作用。

假如，厨房内的玻璃油壶，或其他的玻璃瓶罐，油垢较厚并有异味，可将鸡蛋壳捣碎后放入瓶中，加少量温水，盖瓶盖，上下摇晃1分钟左右，再倒出蛋壳残渣，用清水冲洗干净。

铝制锅盆：积垢多，可用乌贼鱼骨轻擦，即可光洁如新。

搪瓷器皿：陈年积垢，可用刷子蘸少许牙膏擦拭，效果也会很好。

❧ 锅盖、砧板、菜刀

锅盖：锅盖用久了，会有一层厚厚的油垢，用去污剂擦，费时又费力，怎么办？

可以这样，锅内放少许水，将锅盖反盖在锅上，水烧开（可放一点儿洗洁精），让蒸汽熏蒸锅盖。待油垢发白变柔软时，用软布轻轻擦拭，锅盖就光亮如新了。

砧板：最容易产生异味，如何清除呢？

巧用醋，可有效清洁异味砧板，我们这样进行——

将两匙醋与200ml温水混合，然后倒在已经铺好纸巾的切菜板上放置15分钟，如此，砧板上的污垢会容易清除，同时，异味也会消失，还能起到一定的杀菌作用。

菜刀：面对厨房里一把生锈的菜刀，怎么办？

可用土豆片或萝卜片蘸少许细沙擦洗，锈即可去掉。

水龙头去水渍

水龙头：水龙头有难以清除的水渍怎么办？

取一片新鲜的柠檬在水龙头上转圈，擦拭几次便能清除。

或用一块水分充足的橙子皮，用橙子皮带颜色的一面搓水龙头的顽渍，就能轻松除去水龙头的水渍。

电镀水龙头日久会变黑而失去光泽，肥皂、洗涤剂擦拭，都不理想，看看这样的步骤管不管用。

将少许面粉放在一块干布上，反复擦拭水龙头，然后再用湿布擦，最后用干布再擦，光亮如新的水龙头就会呈现给你。

微波炉清洁DIY

微波炉表面、炉门，宜用软布，忌用金属刷。

微波炉表面、炉门的前后及炉门开口处，宜用软布，使用温水配兑温和的清洁剂清洗。

微波炉内壁，宜用卫生棉球，蘸医用酒精或高度白酒擦洗。

酒精挥发快，且有杀菌的作用。需要注意的是，微波炉内壁右边云母片，是微波炉的加热口，应细心擦干净。擦拭这一部位时，应取下转盘、转盘支架，使用酒精或白酒进行擦拭，配合湿布反复擦洗。如果玻璃转盘和轴环是热的，要等到冷却后再进行处理。

微波炉上污垢积淀太多的情况下，可用微波炉专用容器装好水，加热，蒸发的水分对炉内污渍湿润一下，然后用湿纸，把油污或酒精完全洗净。

电脑控制型的微波炉，应避免用湿抹布擦拭薄膜开关。

微波炉使用时间长了，它所积存的浓烈异味，也是让人感到讨厌的，怎么办？

可在一杯水中加入一两滴醋，放在转盘上加热一两分钟，如此，即可使微波炉里的异味去除。

日常使用微波炉加热面包、馒头等水分比较少的食物时应在旁边放半碗水，这对保持食物新鲜和微波炉的使用都有好处。

而一些酸碱性过强的食物，应尽量避免使用微波炉加热。

附录2

别让肠道沙漠化——餐具远离有害菌

🎵 盘碗的洗前收拾

收拾餐具的时候，也忌油腻的碗盘重叠放置。

很多人会将盛放菜肴的较为油腻的碗盘重叠码放在一起，泡到水槽里。收拾餐具，正确的方法是应在清洗前，先清理一下，再清洗。

不经处理的餐具，清洗起来很麻烦。

忌沾油的餐具和没有沾油的餐具泡在一起。

这样既做起来麻烦，还不利于环保。正确的方法是，清洗的时候，先将没有沾油的餐具放在水槽中冲洗干净，然后再利用洗过没有沾油的餐具的水，加少许洗洁精，来洗有油污的餐具，如此节水也利于环保。

🎵 冷水、热水怎么用好

清洗餐具冷、热水要用对。

不是所有的餐具都得用热水，切完肉和鱼的菜板，用热水洗不但洗不干净，还会留有异味，用冷水冲洗最佳。

沾有面粉的菜板、盆、碗也得用冷水洗。

餐具清洗完后再用热水冲一冲，晾干后便可以收藏了。

🎵 不锈钢餐具的清洗

不锈钢餐具，不易碎，使用方便，易保养。

人们都觉得它挺"皮实"，觉得用什么清洗它都行，急功近利，便会不假思索地用钢丝球来清洁，用苏打、漂白粉、次氯酸钠进行洗涤，这都是不太恰当的。

对于解决不锈钢餐具上的顽固污渍，不锈钢专用清洁剂就能让你轻松搞定。

而生活中的一些小窍门，也能让我们轻松地解决这一问题，我们不妨这样做——

把做菜时切下不用的胡萝卜头，在火上烤一烤之后，用来擦拭不锈钢制品，不但可以起到清洁作用，而且不伤表面。做菜剩下的萝卜屑或黄瓜屑蘸清洁剂擦拭，既能起到清洁的作用还能起到抛光的作用。

瓷质餐具的清洗

瓷质餐具，清洗时，宜轻拿轻放，以防破碎或裂纹。

先将餐盘上的食物残渣做简单的清理，然后再加清洁剂，用温水洗净、晾干。

对于有描金装饰的瓷器，最好避免用洗碗机清洗，以防损坏装饰物。

污渍较顽固，不要用强酸或强碱类洗洁精去清洗、浸泡，用软布蘸洗洁精擦拭。

骨瓷餐具，忌用洗涤剂洗，用温水洗就行了。

骨瓷的主要成分是碳酸钙，它作为碳酸类沉淀物和酸反应产生气体二氧化碳，用洗涤剂洗，会腐蚀餐具。

玻璃餐具的清洗

玻璃是易碎餐具，所以清洗的时候应先在水槽底部垫上橡胶水池垫或一块较厚的毛巾。

　　带装饰的玻璃餐具，可用牙刷蘸上洗洁精去除装饰部位缝隙中的污垢；顽渍可用柠檬切片擦除，或者在醋溶液中泡一会儿再清洗。

　　玻璃用品不耐划擦，稍不注意便会造成不易恢复的伤痕和裂痕，所以清洗的时候不要用金属质清洁球。

　　玻璃杯有茶垢，用洗洁精很难洗净。

　　可取少量蒸馒头用的白碱，将餐具打湿后撒少许白碱搓洗，再用清水冲洗干净。

附录 3

别让肠道沙漠化——蔬菜远离有害菌

🔖 浸菜——远离农药残留

事实证明，用清水泡一下蔬菜，其养生品质要好不少，它可减少农药残留量，而且泡的时间越长，农药残留就越少。

自来水浸泡 10 ~ 60 分钟后的蔬菜，再稍加搓洗，可以除去 15% ~ 60% 的农药残留。

用专用的蔬果洗涤剂浸泡，对于减少农药的附着更为有效。

将洗涤剂按 1 : 200 的比例用水稀释后浸泡果蔬，10 ~ 60 分钟内，农药残留量可以减少 50% ~ 80%；特别是在浸泡的前 10 分钟内，农药残留下降非常明显，可以达到 50% 左右。

当然，浸泡能达到这样神奇的效果，也离不开搓洗，一般经过这样的浸泡，再搓洗，用清水冲洗干净就基本可以清除农药残留。

生活中，对蔬菜利于去除农药残留的浸泡，人们也有误区，很多人以为浸泡时间越长，菜叶上残留农药就会去除得越干净，其实这样做并不科学。

将蔬菜长时间浸泡于水，残留的有机氯和有机磷等农药就会分解在水里，还会形成一定浓度，蔬菜浸泡在里面，水表面就会残留农药。

像卷心菜、菠菜等叶类蔬菜，长时间浸泡，对于去除残留农药，起不到多大作用。

最正确的蔬菜清洗过程当中的蔬菜浸泡，是这样——

在浸泡蔬菜的水里面，适当加一些食用盐，化成淡盐水，通过淡盐水让菜蔬上附着的农药快速融入水中。

一些人喜欢先将蔬菜切成小块再浸泡，这样，一会让蔬菜中的营养流失掉，二会让切成碎块的菜二次吸附浸泡着的蔬菜水里分解出的农药残留。

洗菜——远离农药残留

黄瓜、青椒、胡萝卜、苦瓜等茎类和瓜类蔬菜。

可适量滴几滴洗涤灵，用温水泡1~2分钟。

用柔软的刷子刷洗，尤其是凹陷处，要多刷几下，再用清水冲洗，也可以洗净、去皮。

大白菜、卷心菜等包叶蔬菜。

可将外围的叶片去掉，内部菜叶用温水泡，再逐片用流水冲洗。

菠菜、茼蒿、鸡毛菜、小白菜等青菜，切除根，水里浸泡。

抖动清洗：根部向上在水龙头前冲洗，通过水的冲击和震动，去掉残留农药。

豆角、菜花等蔬菜。

清洗后用开水烫一下，这样也能将残留的细菌、农药清除掉。

附录 4

别让肠道沙漠化——洗手远离有害菌

六步到位洗手法

第一步：掌心相对搓洗到位。

即掌心相对，手指并拢相互摩擦，掌心搓掌心。

第二步：重在手背、指缝。

即手心对手背沿指缝相互搓擦，体现在手指交错下，掌心搓掌背、指缝；这一步，可两手同一动作交互进行。

第三步：重在掌心、指缝。

掌心相对，双手交叉沿指缝相互摩擦；掌心搓掌心；指缝搓指缝。

第四步：重在对大拇指搓擦。

即一手握另一手大拇指旋转搓擦，这一步，也可两手交互进行。

第五步：重在两手指关节与掌心搓擦。

即弯曲各手指关节，在另一手掌心旋转搓擦，交换进行。

第六步：重在手腕搓洗。

即两手掌心相合，两手手指交互搓洗手腕。

六步洗手法可简化为小口诀："一搓手掌，二洗手背，三擦指缝，四扭指背，五转大弯，六揉指尖。"